SAUERKRAUT-SAFT
DER JUNGBRUNNEN FÜR DEN DARM

Urs Frey

Sauerkraut-Saft

Der Jungbrunnen für den Darm

Ratgeber
KERN VERLAG

Die Studien und Erkenntnisse über die Anwendung von Sauerkraut und Sauerkraut-Saft wurden sorgfältig recherchiert und nach bestem Wissen und Gewissen wiedergegeben. Alle Informationen ersetzen aber in keinem Fall ärztlichen Rat und ärztliche Hilfe. Bei erkennbaren Krankheiten ist auf jeden Fall ein Arzt aufzusuchen. Der Verlag und der Autor übernehmen keinerlei Haftung für Schäden, die sich durch Anwendung der dargestellten Behandlungsmethoden oder Rezepturen ergeben und übernehmen auch keinerlei Verantwortung für medizinische Forderungen.

Frey, Urs: Sauerkraut-Saft
Der Jungbrunnen für den Darm

Umschlaggestaltung und Titelfoto: KAOS Kreativ-Agentur, Leutkirch
Satz und Layout: KAOS Kreativ-Agentur, Leutkirch
Gesamtherstellung: KERN-Verlag

1. Auflage 1999: 30.000

Printed in Germany 1999

Inhaltsverzeichnis

Einleitung

*»Eure Nahrungsmittel sollen Eure Heilmittel
und Eure Heilmittel Eure Nahrungsmittel sein.«*
HIPPOKRATES (460–377 v. Chr.)

Die Veröffentlichung einer Dissertation an der Universität Gießen aus dem Jahre 1992 machte mich auf das Sauerkraut besonders aufmerksam, auf jenes milchsaure Kohlgemüse, das man von der frühesten Kindheit an vor allem im Winter mindestens einmal pro Woche auf fast jedem Speiseplan finden konnte. Durch die Dissertation erfuhr ich unter anderem, daß man in Korea auch eine Sauerkrautvariante kennt, die ›Kimchi‹ heißt und aus Chinakohl hergestellt wird. Während in Deutschland, dem Sauerkrautland schlechthin, der Jahresverbrauch pro Kopf mit etwa 1,7 kg angegeben wird, liegt der Kimchi-Verzehr in Korea bei fast 50 Kilo pro Bürger und Jahr! Es ist dort die wichtigste Nahrungsbeilage und wird von Koreanern zu allen Hauptmahlzeiten ganzjährig gegessen. Die täglich verzehrte Menge wird in einschlägigen Quellen mit etwa 200–300 g angegeben. Diese Zahl hat mich zugegeben noch nicht besonders beeindruckt, doch als ich dann erfuhr, daß in Korea die Rate bestimmter Darmkrebsarten (Kolonkarzinome) wesentlich niedriger als in allen anderen Ländern der Welt ist, erkannte ich einen ersten Zusammenhang. Aus der bereits erwähnten Dissertation entnahm ich außerdem das Ergebnis einer Studie mit 36 Probanden in Gießen, die über einen Zeitraum von 20 Wochen ging. Ich zitiere:

»Die Ergebnisse bestätigen experimentell die epidemiologischen Befunde, daß ein Zusammenhang zwischen dem regelmäßigen Verzehr von Kimchi und der niedrigen Inzidenz des Kolonkrebs bei der koreanischen Bevölkerung besteht, und unterstützen die derzeitigen koreanischen

Empfehlungen, daß 150-200 g/Tag Kimchi von der koreanischen Bevölkerung verzehrt werden sollen.«

Eine weitere Studie, die im selben Jahr ebenfalls mit Sauerkraut und Kimchi in Gießen durchgeführt wurde und sich auf verschiedene Blutparameter bezog, kam zu folgendem Endergebnis:

»Ausgehend von den vorliegenden Ergebnissen, die einen erkennbar positiven Einfluß von milchsauer vergorenen Gemüsen auf die untersuchenden Parameter erkennen lassen, sowie unter Berücksichtigung der derzeitigen Ernährungsempfehlungen und Aspekte der Lebensmittelqualität, sind milchsaure Gemüseprodukte für eine gesunderhaltende Ernährung sehr empfehlenswert.«

Solche Studienergebnisse unterstützen die altbekannten Aussagen der Volksmedizin nun auch wissenschaftlich und zeigen uns deutlich, daß unsere Vorfahren bereits recht gut wußten, welche Naturprodukte zur Vorbeugung und Heilung herangezogen werden konnten und welche nicht. Auf dieser endlos langen, über Generationen weiter vererbten Liste steht das Sauerkraut bereits seit Jahrtausenden ganz oben und wird inzwischen als das älteste vom Menschen hergestellte und bewußt zu Heilzwecken eingesetzte Naturprodukt schlechthin angesehen.

Über dieses Naturprodukt Sauerkraut, seinen Saft, die Möglichkeiten der Vorbeugung und Therapieunterstützung sowie die neuen Einnahmemöglichkeiten möchte der vorliegende Ratgeber informieren und Ihnen, lieber Leserin und liebem Leser, zu einem möglichst langen und gesunden Leben mit verhelfen.

URS FREY

Renaissance der Naturheilmittel

Es ist ein Zeichen unserer Zeit, daß bei Gesundheitsproblemen unterschiedlichster Art immer häufiger zu altbewährten Hausmitteln gegriffen wird. Im Gegensatz zu den rein medikamentösen Therapien, die noch in den siebziger und achtziger Jahren vorherrschten, erwiesen sich die neunziger Jahre des 20. Jahrhunderts als ein wahres Renaissancezeitalter für Naturheilmittel, und dieser Trend hält weiter an. Die Gründe für dieses Verhalten der Menschen – vor allem in den Industriestaaten – sind vielschichtiger Natur. Das Vertrauen in die Schulmedizin und die ehemaligen ›Halbgötter in Weiß‹ wurde durch die verschiedensten Skandale erschüttert. Nur rund drei Jahrzehnte liegt der Contergan-Skandal zurück, die Medien berichten immer wieder über neue Kunstfehler bei Behandlungen, und die Beipackzettel der vom Arzt verordneten Medikamente werden von den Patienten immer intensiver gelesen. Hinzu kommen die ständig steigenden Kosten der Gesundheitsvorsorge, die gravierenden gesetzlichen Einmischungen in den Kostenhaushalt und die steigende Angst vor einer medizinischen Zwei-Klassen-Gesellschaft. Des weiteren berichten die Medien häufig über völlig unerwartete Heilerfolge vor allem krebskranker Menschen durch natürliche Heilmittel oder Naturheiler, und die wissenschaftliche Forschung bestätigt immer wieder durch Laborversuche die unterschiedlichsten Wirkungen von Naturprodukten, die in der Volksmedizin bereits seit Jahrhunderten bekannt waren. Angesichts dieser wissenschaftlichen Untermauerung können selbst die eingefleischtesten Schulmediziner nicht umhin, die vorbeugenden und heilenden Wirkungen von Naturprodukten anzuerkennen.

Es ist ein weiterer, sich deutlich abzeichnender Trend, daß immer mehr niedergelassene Ärzte sich auch anderen Bereichen der Heilkunde zuwenden. So werden nach neuen Schätzungen inzwischen etwa doppelt so viele homöopathische und phytologische Arzneimittel verschrieben wie noch vor zwanzig Jahren.

Wer sich den Bereich Fach- und Sachliteratur etwas genauer ansieht, stellt rasch fest, daß vor allem auf dem Sektor der sogenannten Gesundheitsbücher in den vergangenen Jahren ein wahrer Boom eingesetzt hat; das zeigt überdeutlich, wofür die meisten Leser sich wirklich interessieren: Die eigene Gesundheit und das persönliche Wohlergehen liegen den meisten Menschen am Herzen. Gesundheit kann man aber am besten erhalten, indem man vorbeugend wirkt, das wußten auch schon unsere Urahnen. Die einfachste Möglichkeit der gesundheitlichen Vorbeugung bietet sich durch unsere Ernährung. Keine Frauenzeitschrift, die heutzutage nicht wenigstens eine Kolumne mit Ernährungstips vorweisen kann, und kein Rundfunk- oder TV-Sender kommt ohne Beiträge über Nahrungsmittel und Diäten aus. So werden die Menschen informiert und für den Trend hin zu Gesundheit und Fitneß sensibilisiert.

Die meisten wissen inzwischen, wie wichtig Vitamine und Mineralstoffe für ihren Körper sind, sie kennen sich mit Pflanzenwirkstoffen aus und wissen auch, was sekundäre Pflanzenstoffe im menschlichen Körper bewirken können. Doch immer wieder prallen auf dem Gebiet der Ernährung die unterschiedlichsten Meinungen aufeinander. So behaupten zum Beispiel die Anhänger der vegetarischen Kost, man könne sich ohne jegliche Nebenwirkungen völlig fleischlos ernähren, wenig später wird in den USA eine wissenschaftliche Studie veröffentlicht, aus der hervorgeht, daß bei Babys von Vegetarierinnen durchschnittlich weniger Gehirnmasse nachgewiesen wurde. Da werden Vitamine hochgepriesen und gleich darauf Vitaminzusätze wieder verdammt. Nach neuen Erkenntnissen, so der Ernährungsforscher Klaus PIETRZIK, nachzulesen im Magazin *Focus* (Heft 52/98), haben Vitaminpillen aber die gleiche Schutzwirkung wie Vitamine aus der Nahrung.

Will sich der gesundheitsbewußte Mensch wirklich über Nahrungsmittel und ihre Wirkungen auf den Körper informieren, trifft er oft auf eine Vielzahl von widersprüchlichen Meinungen und Ansichten, die ihn mehr verwirren, als ihm die gewünschten Informationen liefern. In solchen Fällen greifen viele Menschen dann lieber auf den besten Informanten für alle gesundheitlichen Probleme zurück – auf die Erfahrung der Volksmedizin über Jahrhunderte hinweg.

Dies trifft in vermehrtem Umfang, nach den Wellen, die Knoblauch und Teebaumöl seit der Mitte der neunziger Jahre und Apfelessig seit 1997 ausgelöst haben, nun auch auf das allseits beliebte Sauerkraut und seine gesundheitsfördernden Eigenschaften zu.

Sauerkraut – ein neuer Trend in der Heilkunde?

Es wäre vermessen, die steigende Beliebtheit des Sauerkrauts, seines Saftes und der koreanischen Variante Kimchi als neuen Trend in der Heilkunde zu bezeichnen, doch hat sich gerade in den vergangenen Jahren durch die Vielzahl der wissenschaftlichen Untersuchungen über Sauerkraut und seine Ausgangsprodukte gezeigt, welches medizinische Interesse es inzwischen hervorgerufen hat.

Vor allem die im Sauerkraut reichlich enthaltene Milchsäure, über die wir uns im weiteren Verlauf dieses Buches noch ausführlicher informieren werden, gerät in den letzten Jahren immer mehr in den Vordergrund wissenschaftlicher Untersuchungen. Hierzu trägt auch das kommerzielle Interesse der Nahrungsmittelindustrie bei, die hier einen neuen Markt für Nahrungsergänzungsmittel und völlig neue ›gesunde‹ Lebensmittel erkannt hat.

Neue wissenschaftliche Forschungsergebnisse

Auch das Kohlgemüse, das traditionelle Ausgangsprodukt des Sauerkrauts, ist bereits seit Jahrzehnten ein beliebtes Forschungsziel internationaler Ernährungswissenschaftler. Zu

Beginn der neunziger Jahre veröffentlichten Forscher des Nationalen Krebsinstitutes der USA die sogenannte ›Anti-Krebs-pyramide‹. Hinter dieser Bezeichnung verbergen sich 33 Nahrungsmittel, die Anti-Krebs-Stoffe enthalten und sich deshalb besonders für eine ›Anti-Krebs-Ernährung‹ zur Vorbeugung eignen. Der Begriff Pyramide wurde gewählt, weil die Wirksamkeit dieser Lebensmittel in Pyramidenform dargestellt wurde. Je höher ein Nahrungsmittel in dieser Pyramide angeordnet ist, desto mehr Anti-Krebs-Stoffe enthält es. Im Rahmen dieser Langzeituntersuchungen hat sich auch gezeigt, daß Kohl als vorbeugendes Lebensmittel gegen Krebs schlechthin anzusehen ist, denn er bildet die Spitze dieser Pyramide.

Die Anti-Krebspyramide

Kohl
Knoblauch
Süßholzwurzel
Sojabohnen, Ingwer
Möhren, Sellerie, Pastinake
Zwiebel, Tee, Gelbwurzel, Orangen
Zitronen, Pampelmusen, Reis (braun)
Leinsamen, Blumenkohl, Brokkoli, Weizen
Hafer, Rosenkohl, Pfefferminze, Oregano
Salatgurken, Salbei, Rosmarin, Kartoffeln, Thymian
Melonen, Basilikum, Gerste, Estragon, Schnittlauch

Derzeit laufen großangelegte Langzeittests, in deren Rahmen die Möglichkeiten geprüft werden, wie man die einzelnen Nahrungsmittel gezielt zu Medikamenten gegen den Krebs einsetzen kann.

Auf der MEDICA 1998 in Düsseldorf gab der Privatdozent Dr. Peter BARTRAM von der Universität Würzburg Tips für Nahrungsmittel zur Krebsvorbeugung. Hierbei empfahl er eine ballaststoffreiche Kost, die einen möglichst hohen Anteil an antioxidativen Vitaminen – Vitamin C, E und β–

Carotin (auch Beta-Carotin geschrieben) – enthalten soll. Zur Begründung verwies er auf eine Studie in China, in deren Rahmen festgestellt wurde, daß die »Supplementation der Antioxidantien Selen, Vitamin E und β–Carotin die Sterblichkeit an Magenkarzinom um 21% senken konnte«. Vitamin C ist offensichtlich ebenfalls bei der Prävention (Vorbeugung) des Magen-Karzinoms hilfreich, da es die Bildung der karzinogenen Nitrosamine im Magen hemmt.

Wie groß die Rolle des β-Carotins im Krebsbereich ist, zeigte auch das Ergebnis eines Langzeittests mit 22 071 Männern – alles Ärzte – über einen Zeitraum von 12 Jahren hinweg. Das Ergebnis wurde auf der 33. Jahrestagung der Amerikanischen Krebs-Gesellschaft im Herbst 1998 veröffentlicht. Professor Meir J. Stampfer vom Bringham and Women´s Hospital and Harvard Medical School in Boston erläuterte den Test: Die Probanden wurden in Test- und Kontrollgruppen geteilt, wobei die Probanden der Testgruppe täglich Beta-Carotin zugeführt bekamen, während die ›Placebo-Gruppe‹ nur gefärbtes Wasser erhielt. Als Ergebnis stand nach 12 Jahren fest, daß das Krebsrisiko (hier: Inzidenz von Prostatakarzinom) bei der β-Carotin-Gruppe wesentlich niedriger lag. Professor Stampfer wies darauf hin, daß natürlich noch weitere Studien nötig seien, bis man β-Carotin gezielt und dosiert zur Krebsbekämpfung einsetzen könnte, doch seiner Meinung nach seien Gemüse und Obst bereits heute als krebsrisikomindernde Nahrungsmittel anzusehen.

Vor kurzer Zeit erst entdeckten dänische Wissenschaftler, daß Weißkohl (*Brassica oleracea*) auch vor anderen Krankheiten schützen kann. Sie fanden eine Substanz, ›Methylmethioninsulfinchlorid‹ genannt, die eine stark entzündungshemmende Wirkung besitzt. Dieses spezielle Chlorid verfügt über vitaminähnliche Eigenschaften und wird auch manchmal im Volksmund als ›Vitamin U‹ bezeichnet. Vor allem bei Magen- und Darmgeschwüren soll die im Kohl neu entdeckte Substanz recht wirksam sein.

Doch nicht nur das vorgenannte Chlorid wurde inzwischen nachgewiesen, auch die Vitaminvielfalt von Kohl und Sauerkraut ist im Labor genau beleuchtet worden. Neben den Vitaminen A und C sind es vor allem die Vitamine der B-Gruppe, denen derzeit im Forschungsbereich große Aufmerksamkeit gewidmet wird. Sie werden auch als die ›Nervenvitamine‹ bezeichnet, weil sie stark an der reibungslosen Funktion unseres Nervenkostüms beteiligt sind. Bereits bei leichten Erkältungserkrankungen benötigt unser Körper Vitamine in großen Mengen, hier ist es das Vitamin C, das uns bei Husten, Schnupfen und Grippeanfällen hilft.

In Laborversuchen mit Ratten und Mäusen konnten kanadische und US-amerikanische Wissenschaftler nachweisen, daß ›Carotinoide‹ antioxidativ, antikanzerogen und immunmodulatorisch wirken. Die wichtigsten Vertreter der ›Carotinoide‹ sind Beta-Carotin und Xantophylle. Beta-Carotin kommt im Sauerkraut vor, Xantophylle in grünem Kohl.

Seit Jahrtausenden bekannt

Auch ohne diese wissenschaftlichen Erkenntnisse wußten unsere Vorfahren bereits, wie hilfreich Weißkohl und Sauerkraut bei zahlreichen Gesundheitsproblemen sein können.

Alles begann vor Jahrtausenden, als irgendein unbekannter Höhlenmensch für den Winter Grünzeug sammelte, es preßte und in einer Kuhle lagerte. Das Gemüse begann zu gären, roch zuerst bestialisch, half ihm dann aber, die kalten, kargen Wintermonate zu überstehen. Der Gärungsprozeß zur Haltbarmachung von Nahrungsmitteln war entdeckt und wurde durch Überlieferung zum Allgemeingut. Selbstverständlich wurden schon in grauer Vorzeit die Verfahren zur Gärung verfeinert, wie uns die rund 4000 Jahre alten Gärungsgruben für Sauerkraut zeigen, die von Wissenschaftlern entdeckt wurden. Sie waren bereits mit Lehm ausgekleidet, um die Gärungssäure im Kraut zu halten und eine Verunreinigung durch nachrutschenden Sand und Dreck so gering wie möglich zu halten.

Es ist nicht bekannt, wann der erste Heilkundige gegorenes Gemüse gezielt als Heilmittel eingesetzt hat, doch die abführende Wirkung von Sauerkraut ist mit Sicherheit bereits nach dem ersten Verzehr bekannt und dann auch bei Magen-, Darm- und Stuhlproblemen genutzt worden.

Von HIPPOKRATES (460–377 v.Chr.), dem ›Vater der Medizin‹, ist bekannt, daß er Kohl bereits als Abführmittel sowie bei Frauenleiden empfohlen hat. ARISTOTELES (384–322 v. Chr.) setzte seinerseits Kohl gegen die Folgen von Trunkenheit ein.

In fast allen Büchern und Schriften über Kohl und Sauerkraut wird erwähnt, daß sich die Heerscharen der chinesischen Arbeiter, die etwa ab 220 v.Chr. die chinesische Mauer bauten, vorwiegend von Reis und gesäuertem Kraut ernährten. Der Reis allein hatte nicht genügend Nährstoffe, das gesäuerte Kraut glich diesen Mangel aus und war zudem noch lange haltbar. Oft wird dann angefügt, daß die wilden Tatarenhorden und Mongolenscharen das Wissen um den Sauerkohl dann in den Westen gebracht hätten, doch diese Erklärung kann nicht richtig sein, wie die in Westeuropa inzwischen gefundenen und 4000 Jahre alten Sauerkrautgruben gezeigt haben.

Im Mittelalter hatte sich der Sauerkohl bereits einen festen Platz in der Heilkunde erkämpft, wie wir den Aufzeichnungen der Äbtissin HILDEGARD VON BINGEN (1098–1179) entnehmen können, deren zahlreiche naturkundliche Schriften lange Zeit für viele Heilkundige zu den Standardwerken zählten.

Richtig ist, daß der britische Entdecker und Forschungsreisende James COOK (1728–1779) seine Weltumseglung wohl kaum hätte durchführen können, wenn er nicht stets ausreichende Mengen Sauerkraut an Bord gehabt hätte. Nur dank der im Sauerkraut enthaltenen Vitamine, vor allem das Vitamin C muß hier erwähnt werden, blieb seine Mannschaft von dem ›Schrecken der Seefahrer‹ der damaligen Zeit verschont – dem Skorbut. So mancher Segler erreichte in jenen Jahren sein Ziel nicht, weil die Mannschaft durch die Skorbuterkrankung so geschwächt war, daß sie ihre Arbeit nicht mehr verrichten konnte.

Sebastian Kneipp (1821–1897), der naturheilkundliche Pfarrer aus dem Allgäuer Alpenvorland und Begründer der Hydrotherapie, setzte Sauerkraut bereits gezielt als Kurmittel ein und erzielte so weltweit beachtete Erfolge. Laut Kneipp »leitet es die faulen Säfte und Gase aus, wirkt heilend auf Magengeschwüre, stärkt die Nerven und unterstützt die Blutbildung in bedeutender Weise«. Professor Ferdinand Sauerbruch (1875–1951), der bedeutende deutsche Chirurg, machte bei seiner Arbeit an der Berliner Charité die Entdeckung, daß Operationswunden wesentlich schneller heilten, wenn der Patient mit rohem Sauerkraut ernährt wurde.

Zahlreiche Ärzte machten interessante Beobachtungen bei Patienten, denen sie gezielt Sauerkraut verordneten. Allseits bekannte, weil weitverbreitete Krankheiten wie Arteriosklerose, Gicht, Rheuma, Magen- und Leberleiden ließen sich heilen, auch Linderung bei Astmaanfällen wurde beobachtet und deutliche Verbesserungen bei der Zuckerkrankheit (*Diabetes mellitus*). Auch die Wurmerkrankungen bei Kindern, zu Beginn des 20. Jahrhunderts ein weitverbreitetes Übel, ließen sich mit Sauerkraut oder Krautsaft rasch, preisgünstig und ohne schädliche Nebenwirkungen bekämpfen.

Daß man Sauerkraut auch als ›Bakterienkiller‹ einsetzen kann, erkannte die Wissenschaft in den Jahren 1952/53. In jenem Winter wurde die Stadt Stuttgart von einer Typhusepidemie heimgesucht. Bei der Suche nach den Gründen für den Ausbruch der Krankheit verdächtigte man auch das Sauerkraut als Ansteckungsquelle, das gerade im Schwabenland ein fester Bestandteil der Winterernährung ist. Ein Wissenschaftler namens Knapp untersuchte deshalb Sauerkraut auf das Vorkommen und die Lebensfähigkeit von Typhusbakterien. Zu diesem Zweck gab er Salmonella typhosa-Bakterien, die Auslöser der Erkrankung, in fertiges Sauerkraut und stellte zu seinem Erstaunen fest, daß sie in nur sechs Stunden völlig vernichtet waren. In weiteren Versuchen fand er dann heraus, daß solche Bakterien in frisches Kraut, also zu Beginn des Gärungsprozesses eingelegt, in spätestens zwei Tagen abgetötet waren. Nun war auch die bakterienvernichtende Wirkung des Sauerkrauts wissenschaftlich bewiesen.

In Rußland, aber auch in Asien befaßt man sich intensiv mit der Altersforschung (Gerontologie). Hierbei fand man bereits vor Jahrzehnten heraus, daß die Menschen in jenen Gegenden, in denen traditionell viel Sauerkraut gegessen wird, in der Regel am ältesten werden.

Veränderte Eßgewohnheiten

Zwar werden die Deutschen auch heute noch als ›Sauerkraut-Nation‹ schlechthin bezeichnet, doch gehört heutzutage das Kraut nicht mehr so häufig zum wöchentlichen Speiseplan wie noch vor vier oder fünf Jahrzehnten. Die Gründe für dieses veränderte Eßverhalten sind vielfältiger Natur. Ein Hauptgrund mag aber in der Internationalisierung der deutschen Eßgewohnheiten liegen. Gab es vor drei Jahrzehnten noch hauptsächlich deutsche Hausmannskost – auch in den meisten Lokalen –, so wird in den Restaurants heute Pizza, Spaghetti, Döner oder Gyros angeboten, und auch Huhn süßsauer oder mexikanische Tacos fehlen nicht. Das schlägt sich natürlich auch auf die Kantinenkost nieder. Hinzu kommt die stark gestiegene Zahl der Singles, die kaum noch kochen, sondern lieber essen gehen oder sich aus dem Regal der Fertiggerichte bedienen. Das Angebot an Fertiggerichten wird immer größer, und Fast-Food-Lokale schießen wie Pilze aus dem Boden. Wir essen heute einfach anders als unsere Eltern und Großeltern. Ob wir uns dabei aber auch ebenso gesund ernähren, ist die große Frage. Meines Erachtens haben wir uns in den vergangenen Jahren viel zu fettreich und unausgewogen, also völlig ungesund, ernährt.

Seit Beginn der neunziger Jahre setzt sich aber ein Trend immer mehr durch, der hin zur gesunden Ernährung führt. Dies läßt sich unschwer an den Zahlen des Lebensmittel-Pro-Kopf-Verbrauches ablesen.

So gibt die Deutsche Gesellschaft für Ernährung (DGE) e.V. unter anderem folgendes an:

> Der Pro-Kopf-Verbrauch von Getreide ist zwischen 1992 und 1996 von 70,7 kg auf 73,6 kg gestiegen, bei Gemüse stieg der Verbrauch im selben Zeitraum von 82,3 auf 88,1 kg und bei Obst sogar von 17,4 auf 95,3 kg. Gleichzeitig sank der Verbrauch von Schweinefleisch von 56,1 kg auf 53,3 kg und der Gesamtverbrauch von Fleisch von 95,2 auf 90,0 kg. (Quelle: Internet)

Da alle Experten eine weitere Verstärkung dieses Trends prognostizieren, kann man davon ausgehen, daß sich die Menschen in Deutschland langsam bewußt werden, wie wichtig eine richtige Ernährung für die Gesundheit und das allgemeine Wohlbefinden ist und wie sehr unser Körper von all den Stoffen abhängig ist, die wir ihm mit der Nahrung zuführen. Im Rahmen dieser Entwicklung erreichen auch Kohl und Sauerkraut langsam wieder den Stellenwert, den sie bereits vor einigen Jahrzehnten innehatten.

Das Kraut und sein Saft

Es ist aber nicht nur das milchgegorene Kraut, sondern auch der reine Sauerkrautsaft, der als Arznei und zur Kurunterstützung seit langem geschätzt wird. Wir reden hier nicht etwa von dem Saft, der beim Kochen des Krautes entsteht, sondern vom reinen Preßsaft aus Sauerkraut, der meist noch mit etwas Meersalz angereichert wird und sonst naturbelassen bleibt. Leider werden zahlreiche der im Handel angebotenen Säfte pasteurisiert, damit sie länger haltbar bleiben. Bei diesem Erhitzungsverfahren verliert der Saft aber wichtige Wirkstoffe und somit einen Teil seines Werts als Arznei.

Ich las neulich in einer Neuerscheinung über Sauerkraut, daß man den Saft stets frisch pressen und sofort trinken müsse, da er ohne Pasteurisierung nicht haltbar sei. Das ist natürlich überhaupt nicht zutreffend, wie man mit einem einfachen Anruf bei einem Hersteller naturreiner Säfte in Erfahrung bringen kann. Beim sogenannten ›Lactoferment-Verfahren‹ wird Sauerkrautsaft ebenfalls milchsauer vergoren und dann sofort verschlossen. Solcherart hergestellte Säfte sind verschlossen in Flaschen im Handel erhältlich und bis zu zwei Jahren haltbar, geöffnet sollen sie kühl aufbewahrt werden und halten dann nur etwa eine Woche.

Sauerkrautsaft – das älteste Enzymgetränk der Welt?

Daß durch Gärung mit Hilfe von Mikroorganismen in Nahrungsmitteln neue, äußerst wertvolle Inhaltsstoffe entstehen, ist seit Jahrhunderten vom Sauerkraut und den vergorenen Milchprodukten bekannt. Sauerkrautsaft ist zusammen mit Met (Honigwein) höchstwahrscheinlich das älteste Enzymgetränk der Welt.

Lebensmittelrechtlich ist nirgendwo festgelegt, was ein Enzymgetränk ausmacht. Dieser Begriff meint aber Gärgetränke, die durch ihren besonderen Herstellungsprozeß Enzyme in überdurchschnittlich großer Menge anreichern. Die derzeit bekanntesten Getränke dieser Gattung sind neben dem Sauerkrautsaft:

- Brottrunk,
- Kombucha,
- Wasserkefir.

Wie hoch der jeweilige Enzymgehalt im Getränk ist, hängt von den verwendeten Zutaten, der Art und Dauer des Gärungsvorganges sowie den äußeren Bedingungen ab. Der Enzymgehalt einzelner Produkte kann deshalb beträchtlich schwanken. Genauere Angaben liegen in der Regel nicht vor.

Was sind eigentlich *Enzyme*?

Enzyme (früher *Fermente* genannt) sind komplexe Eiweißverbindungen, die als Katalysatoren zahlreiche Stoffwechselvorgänge steuern. Ohne die Tätigkeit der Enzyme kämen die biochemischen Vorgänge im Körper völlig zum Erliegen. Der Mensch würde bei gefülltem Magen verhungern.

Obwohl wir einen Großteil der benötigten Enzyme selbst produzieren, sind wir – wie inzwischen wissenschaftlich ermittelt – auf die Hilfe enzymbildender Darmbakterien ebenso angewiesen wie auf die Zufuhr von Enzymen aus Nahrungsmitteln. Erst durch deren Aktivität werden die meisten anderen Nährstoffe für uns überhaupt verwertbar.

Woher kommt die Heilwirkung des Sauerkrauts?

Unsere Vorfahren wußten zwar nicht so genau, welche Stoffe in saurem Kohlgemüse wirkten, doch sie kannten die Heilwirkungen durch die Überlieferung ihrer Eltern und Großeltern. Wir modernen Industriemenschen müssen erst alles bewiesen bekommen, ehe wir an eine Wirkung glauben. So haben uns die Wissenschaftler inzwischen genau belegt, wie vielfältig die heilenden Wirkstoffe im Sauerkraut sind: Vitamine, Mineralstoffe, Ballaststoffe, sekundäre Pflanzenstoffe und Milchsäure wirken im Sauerkohl und helfen uns bei der Aufrechterhaltung unserer Gesundheit ebenso wie bei der Bekämpfung von Erkrankungen.

Wie wir heute wissen, setzt die Gesundheitsvorbeugung bereits mit der richtigen Ernährung ein. Da bietet sich so ein ›Powerkraut‹ wie das Sauerkraut geradezu als präventives Mittel an, da es – im Gegensatz zu chemischen Medikamenten – von ungewünschten Nebenwirkungen völlig frei ist.

Wie bei allen anderen Nahrungsmitteln auch, hängen Menge und Vielfalt der Wirkstoffe natürlich von der Qualität des Ausgangsproduktes ab. Bei Sauerkraut heißt dies: Alle angegebenen Zahlenwerte beziehen sich auf frisches, nichtkonserviertes und nichtgekochtes Sauerkraut. Vor allem die so wichtigen Vitamine verlieren durch Hitzezufuhr sowohl an Quantität als auch an Qualität – sei es beim Pasteurisieren zur Konservenbereitung oder beim Kochen im Haushalt. Will man also wirklich etwas für seine Gesundheit tun, hilft nur das frische rohe Kraut und die aus ihm natürlich gewonnenen Produkte wie beispielsweise der frisch gepreßte Saft.

Die Inhaltsstoffe

Die Liste der Inhaltsstoffe frischen Sauerkrauts liest sich wie ein Rezept für ein allgemeines ›Wunderheilmittel‹ gegen nahezu alle gängigen Erkrankungen. 100 Gramm frisches Sauerkraut enthalten:

Eiweiß	1,5 g
Fett	0,3 g
Kohlenhydrate	4,1 g
Purin	12 mg
Ballaststoffe	2,5 g
Kalorien (KJoule)	25 (105)
Acetylcholin	10 mg
Natrium	250 mg
Kalium	290 mg
Kalzium	48 mg
Magnesium	14 mg
Phosphor	43 mg
Eisen	0,6 mg
Vitamin A	20 µg
Vitamin B_1	0,03 mg
Vitamin B_2	0,05 mg
Vitamin B_6	0,2 mg
Vitamin B_9	31 µg
Vitamin B_{12}	0,007 mg
Vitamin C	20 mg
Vitamin K	1,5 mg
Niacin	0,2 mg

Mineralstoffe

Ein wichtiger Bereich des menschlichen Körpers betrifft die Mineralstoffe. Zu ihren zahlreichen wichtigen Aufgaben gehören unter anderen: Aufbau der Stütz- und Hartsubstanzen – wie etwa der Knochen, Nägel und Zähne –, Aufrechterhaltung und Regulation der Zusammensetzung der Körperflüssigkeiten, Aufbau und Funktion hochspezifischer Substanzen – wie beispielsweise Eisen im Hämoglobin und in den Atmungsenzymen. Man weiß inzwischen auch, daß sowohl

Mineralstoffe als auch Spurenelemente an der Ausscheidung der in ständig größerer Zahl und Menge auftretenden Umweltgifte beteiligt sind. Die wichtigsten Mineralstoffe im menschlichen Körper stellen sich in ihrer Zusammensetzung wie folgt dar:

Mineralstoff	*%-Anteil im Körper*
Sauerstoff	62
Kohlenstoff	21
Wasserstoff	10
Stickstoff	3
Kalzium	1,5
Schwefel	0,64
Phosphor	0,63
Kalium	0,35
Natrium	0,26
Chlor	0,18
Magnesium	0,05
Eisen	0,006
Zink	0,003
Kupfer	0,00029
Molybdän	0,000022
Mangan	0,000030
Cobalt	0,000005
Chrom	0,00000022
Vanadium	0,00000010

Nicht alle im Körper befindlichen und über die Ernährung aufgenommenen Mineralstoffe sind essentiell, das heißt für eine bestimmte physiologische Funktion notwendig. Manchen Spurenelementen sind keinerlei Wirkung nachgewiesen, und sie sind daher als entbehrlich zu bezeichnen.

Mineralstoffe sind für den Aufbau des Körpers und die Aufrechterhaltung von Körperfunktionen lebenswichtig. Widmen wir uns nun den im Sauerkraut enthaltenen Mineralstoffen und ihren Aufgaben im menschlichen Körper:

Natrium reguliert den osmotischen Druck der Zellflüssigkeit und den Säure-Basen-Haushalt des Körpers. Bei zahlreichen Menschen ist Natrium als Kochsalz in zu großer Menge im Organismus enthalten und bindet dadurch Flüssigkeit. Außerdem aktiviert es einige Enzyme und beeinflußt dadurch den Stoffwechsel. Darüber hinaus beeinflußt Natrium die Reizbarkeit sowie die Kontraktion der Muskeln. Die Resorption des Natriums findet hauptsächlich im Darm statt. Das aufgenommene Natrium wird größtenteils (90–95%) mit dem Harn wieder ausgeschieden. Die DGE empfiehlt 550 mg als tägliche Aufnahmemenge, diese Menge ist in rund 250 g Sauerkraut enthalten.

Kalium ist in Sauerkraut reichlich vorhanden und spielt eine ähnliche Rolle wie Natrium – Regulierung des osmotischen Drucks in den Zellen und des Säure-Basen-Haushalts, Katalysierung einiger Enzyme – doch als dessen Gegenspieler: Kalium entwässert nämlich die Zellen und erledigt eine große Entgiftungsarbeit. Darüber hinaus beeinflußt Kalium die Herzfunktion, wirkt blutdrucksenkend und nervenstärkend. Die Ausscheidung überflüssigen Kaliums wird durch bestimmte Hormone der Nebennierenrinde und des Hypophysenhinterlappens reguliert.

Kaliummangel kann äußerst gefährliche Auswirkungen haben und führt unter anderem zu Muskelschwäche. Weitere Symptome können Übelkeit, Erbrechen, Apathie, Appetitlosigkeit, Verdauungsstörungen, Atemnot, Muskellähmungen, Herzrhythmusstörungen und Herzmuskelschwäche sein. Der Mangel kann durch Medikamente, vor allem durch Abführmittel, entstehen. Bei längerem Gebrauch entziehen diese dem Körper das wichtige Kalium, was zu einer Erschlaffung des Darms führt. Auch Magersucht, Hungerkuren und einseitige Diäten können zum Mangel führen, eine zu hohe Kochsalzaufnahme fördert ebenso die Kaliumausscheidung. Die DGE empfiehlt als tägliche Aufnahmemenge 2000 mg. Diese Menge ist in etwa 650 g Sauerkraut enthalten.

Kalzium (auch **Calcium** geschrieben) ist der Mineralstoff, der im Körper am meisten vorkommt: Es bildet nämlich mehr als 90 % der Knochenmasse. Die an Phosphationen gebundenen Kalziumionen sorgen für die Festigkeit der Knochen. Die eingelagerte Kalziummenge wächst mit dem Körper: Babys haben nur ca. 30 g, Erwachsene bis zu 1,5 kg Kalzium in Knochen und Zähnen eingelagert. Außerdem wirkt Kalzium auf die Blutgerinnung und die Reizbarkeit der Nerven und Muskeln. Für dessen Aufnahme ist es auf Vitamin D angewiesen. Kalziummangel führt zum Abbau der Kalziumreserven und schließlich zur Entkalkung des Skelettsystems (Knochenschwund etc.). Die DGE empfiehlt 1000 mg Kalzium als tägliche Aufnahmemenge.

Magnesium ist für den Knochenaufbau und die Zellenbildung unentbehrlich. Im Organismus befindet es sich hauptsächlich im Gewebe (intrazellulär) und in den Körperflüssigkeiten. Es ist auch an der Nerven- und Muskelreizbarkeit beteiligt. Magnesium unterstützt die Tätigkeit von rund 300 Enzymen und aktiviert somit den Stoffwechsel von Kohlenhydraten und Eiweißen. Anzeichen von Magnesiummangel sind Magen- und Wadenkrämpfe sowie Übelkeit. Vor allem die Senioren leiden häufig unter Magnesiummangel, wie eine Studie der Universität Hohenheim zutage brachte. Die DGE empfiehlt 350 mg Magnesium als tägliche Aufnahmemenge. Um diese Menge nur mit Sauerkraut zuzuführen, müßte man bereits mehr als 2 kg Kraut täglich essen.

Phosphor spielt eine vielfältige Rolle im Organismus. Er ist für die Umwandlung von Nahrung in Energie sowie für die Zellenvermehrung (Gewebe und Gehirnzellen) notwendig. Beteiligt ist es außerdem am Aufbau der Knochen und an der Bildung von Hämoglobin. Darüber hinaus reguliert er die Funktion der Nebenschilddrüse. Rund 85–90 % des Phosphors im Körper sind im Skelett gebunden, und etwa 10 % befinden sich im restlichen Gewebe, ein ganz kleiner Teil auch im Blut. Als tägliche Aufnahmemenge geben verschiedene Quellen die gleichen Mengen wie bei Kalzium an.

Eisen ist an der Bildung von Hämoglobin beteiligt. Rund 70 % des im Körper befindlichen Eisens ist im Blutfarbstoff (Hämoglobin) enthalten. Zu dessen Aufnahme ist Eisen auf Vitamin C und Magensäure angewiesen. Eisenmangel führt unter anderem zu allgemeiner Müdigkeit, Blutarmut, rauher und blasser Haut sowie brüchigen Nägeln. Als tägliche Aufnahmemenge empfiehlt die DGE 25 mg Eisen.

Vitamine

Wie wichtig Vitamine für unser Leben sind, wissen wir nicht erst seit gestern. Hinter dem Begriff ›Vitamine‹ verbirgt sich eine zusammenfassende Bezeichnung für eine Gruppe von chemisch sehr unterschiedlichen Substanzen, die von Pflanzen und Bakterien synthetisiert werden und für den Stoffwechsel des Menschen und der meisten Lebewesen essentiell, das heißt lebenswichtig, sind. Da sie aber vom menschlichen Organismus nicht synthetisiert werden können, müssen sie ständig über die Nahrung zugeführt werden. Vitaminmangel kann zu verschiedenen Mangelkrankheiten führen. Ihre biochemische Wirkung beruht größtenteils auf ihrer Funktion als Coenzyme.

Die Vitamine werden nach ihrer Löslichkeit in die Gruppen der fettlöslichen (Vitamin A, D, E, K) und der wasserlöslichen Vitamine (Vitamine der B-Gruppe und Vitamin C) eingeteilt. Daneben werden ebenfalls essentielle Nahrungsbestandteile zu den Vitaminen gezählt, so z. B. das wasserlösliche Vitamin P (Rutin).

Vitamin A gehört zu den fettlöslichen Vitaminen und ist für den Menschen essentiell, also lebenswichtig. Unter dem Begriff ›Vitamin A‹ verstehen sich verschiedene Substanzen, die über die biologischen Wirkungen von Retinol verfügen, sie können in Retinal und Retinsäure umgewandelt werden.

Provitamine (Vorstufen) des Vitamin A sind β–Carotin (auch Beta-Carotin geschrieben) und Carotinoide.

Vitamin A ist erforderlich für Aufbau und Wachstum von Haar, Haut und Schleimhaut, reguliert die Hautsekretion, wirkt vorzeitiger Verhornung und Verschuppung entgegen und wirkt entzündungshemmend. Es beeinflußt außerdem das Wachstum und die Sehschärfe. Das A-Vitamin reagiert sehr empfindlich gegenüber Sauerstoff, Licht und Wärme und kann durch Oxidation rasch inaktiv werden. Die Vitamin A-Spuren in pflanzlichen Produkten sind meist sehr gering. Sie spielen deshalb als Vitamin A-Lieferanten keine große Rolle. Wir nehmen unser Vitamin A meist in ausreichender Menge über Fleisch, Fisch, tierisches Fett, Eigelb, Milch und Käse auf.

β-Carotin (Beta-carotin) wird auch als *Provitamin A* bezeichnet. Es rührt daher, da es in der Leber zum Teil zu Vitamin A umgewandelt wird. β-Carotin wirkt antioxidativ, das heißt, es bekämpft die berühmten freien Radikale, die den Zellkern schädigen und krebsauslösend sein können. β-Carotin stärkt allgemein das Abwehrsystem und schützt besonders Schleimhäute vor Krankheitserregern. Durch die Neutralisierung der Freien Radikale beugt es außerdem Gefäßverkalkung vor.

Es spielt zusätzlich auch eine entscheidende Rolle im Bereich der Haut und wird nicht zu Unrecht als ›Hautvitamin‹ bezeichnet. Es ist für den Aufbau sowie die Erneuerung aller Hautschichten zuständig, schützt die Haut vor Lichtschäden und unterstützt den natürlichen Bräunungsvorgang der Haut.

Vitamin B_1, auch *Thiamin* genannt, ist zuständig für die Umwandlung der Kohlenhydrate und ebenfalls essentiell für den Menschen. Dieses wasserlösliche Vitamin aktiviert den Energiestoffwechsel und trägt somit zur Aufrechterhaltung aller organischen Funktionen bei. Vitamin B_1 ist von entscheidender Bedeutung für das Gleichgewicht des Nervensystems. Es ist in Kohl und Sauerkraut ebenso vorhanden wie in Sojabohnen, Brokkoli und Nüssen, aber auch in magerem Schweinefleisch und Innereien. Thiaminmangel kann zu Neuropathien (Nervenkrankheiten) führen, ebenso zu Sensibilitätsstörungen, Koordinationsstörungen, Muskelschwäche und -lähmung und auch zu kardiovaskulären (Herz und Gefäße betreffenden) Erkrankungen. Ein Mangel kann bedingt durch einseitige, denaturierte Ernährung (etwa Auszugsmehlprodukte) und übermäßigen Alkoholkonsum entstehen, aber auch durch Krankheiten wie Beriberi, diabetische Azidose oder schwere Leberfunktionsstörungen. Die Symptome äußern sich unter anderem durch Kopfschmerzen, Konzentrationsschwierigkeiten, Appetitlosigkeit, Magenschmerzen, trockene sowie schuppige Haut und Hautrisse an den Mundwinkeln..

Vitamin B_2, auch *Riboflavin* genannt, ist notwendig für den Abbau von Fett und Eiweiß, unterstützt daher die Leberfunktion und beugt Stoffwechselstörungen vor. Es fördert die Bildung von roten Blutkörperchen und das Wachstum. Riboflavin ist als Coenzym der Zellatmung ein Bestandteil aller pflanzlichen und tierischen Organismen. Vitamin B_2-Mangel ist daher sehr selten und äußert sich unter anderem durch trockene, schuppige, entzündete Haut, brennende Augen und verminderte Sehschärfe.

Vitamin B_6, auch *Pyridoxin* genannt, spielt eine entscheidende Rolle beim Eiweißstoffwechsel und ist ebenfalls essentiell. Eine eiweißreiche Ernährung steigert den Bedarf an Vitamin B_6 dementsprechend. Ein Mangel an diesem Vitamin führt unter anderem zu Übelkeit, Appetitlosigkeit, Haut- und Schleimhautentzündungen, geröteter, verhornter Haut. Vitamin B_6-Mangel kann ebenfalls Schmerzen in den Fingern und Zehen hervorrufen, zu Neuropathien führen und Krämpfe bei Neugeborenen und Säuglingen hervorrufen. Vitamin B_6 kommt in Kohl und anderen Gemüsearten ebenso vor wie in Sojabohnen, Fisch, Milch, Leber, Niere und Kartoffeln.

Vitamin B_9, auch als *Folsäure* bekannt, ist in seiner Vitaminform vor allem in pflanzlichen Nahrungsmitteln anzutreffen. Es wurde erstmals in Spinatblättern entdeckt. Folsäure ist für die Bildung und den Abbau verschiedener Aminosäuren wichtig und nimmt so Einfluß auf den Homocysteinstoffwechsel und ist am Intermediärstoffwechsel beteiligt, der für die Zellteilung und Zellneubildung wichtig ist. Sie ist die Vorstufe des Coenzyms Tetrahydrofolsäure. Ein Folsäuremangel führt zu Anämie (Blutarmut), bei der die roten Blutkörperchen sich nicht richtig entwickeln können.

Vitamin B_{12}, ist im menschlichen Körper gespeichert. Das größte Depot befindet sich in der Leber. Es wird über die Galle wieder ausgeschieden. Bei Überschreitung der Normalmenge im Organismus wird der nichtbenötigte Anteil über den Urin ausgeschieden. Vitamin B_{12}-Mangel macht sich durch Müdigkeit, Abgeschlagenheit und mangelnde Belastungsfähigkeit bemerkbar und tritt erst nach jahrelanger Fehlernährung auf.

Vitamin C, auch *Ascorbinsäure* genannt, erhält der Körper hauptsächlich aus der Ernährung. Kartoffeln, Gemüse, Salate und Obst sind große Vitamin C-Lieferanten. Vitamin C ist lebensnotwendig für die Stützung des Immunsystems, indem es infektabwehrend ist; es unterstützt die Wundheilung und wirkt positiv auf den Kreislauf, indem es unter anderem die Aufnahme der blutbildenden Stoffe Eisen und Folsäure ermöglicht. Außerdem ist Vitamin C erforderlich für die Bildung von Kollagen, einer Stützungssubstanz des Gewebes und der Knochen. Es hilft auch, Kalzium zu binden. Vitamin C-Mangel war in früheren Zeiten ein weitverbreitetes Übel bei Reisenden, die wochen- und monatelang unterwegs waren. Die als Skorbut bezeichnete Mangelerkrankung war das Schreckgespenst aller Seefahrer, und der bereits erwähnte Weltumsegler James COOK bekämpfte diese Mangelerkrankung mit ausreichenden Mengen an Sauerkrautfässern. Vor allem im Winter benötigt der menschliche Körper viel Vitamin C zur Vorbeugung von Erkältungskrankheiten. Ein wichtiger Aspekt des Vitamins C gilt heute auch der Krebsvorbeugung und dem Kampf gegen das Altern. Wie die Wissenschaft inzwischen beweisen konnte, stärkt Vitamin C nicht nur das körpereigene Immunsystem, sondern schützt die Körperzellen auch gegen die sogenannten ›*Freien Radikale*‹. Diese Radikale entstehen beim Stoffwechsel und sind auf chemische Art äußerst aggressiv, indem sie die Zellbestandteile und den Zellkern angreifen und schwer beschädigen. Gefährlich sind die ›Freien Radikale‹ vor allem wegen ihrer Angriffe auf die Körperzellen, aber auch, weil sie die schädlichen Gefäßablagerungen an den Innenseiten der Arterien stark fördern und daher für die Arteriosklerose mitverantwortlich sind. Unter diesem Fachbegriff verbirgt sich die gefäßverengende Hauptursache des Herzinfarkts.

Vitamin K gehört zu den fettlöslichen Vitaminen und ist vor allem an der Bildung der Blutgerinnungsfaktoren beteiligt. Es wird größtenteils durch Bakterien der Darmflora gebildet, den Rest bekommt der Körper über die Nahrung zugeführt. Ein wirklicher Vitamin K-Mangel ist nahezu unbekannt, doch gibt es ein sogenanntes ›Vitamin K-Problem‹ bei Neugeborenen in der ersten Lebenswoche. Bis 1992 erhielten deshalb alle Neugeborenen eine Spritze, um diesem Risiko der Gehirnblutung vorzubeugen. Dann wurden aber Untersuchungen vorgelegt, die von einem erhöhten Krebsrisiko durch die Spritze berichteten, so daß die zuständigen Stellen die Zulassung aufhoben. Da weiterführende Untersuchungen diesen Verdacht jedoch nicht erhärten konnten, sprechen sich zahlreiche Ärzte mittlerweile dafür aus, diese vorsorgliche Impfform wieder einzuführen.

Acetylcholin

Hinter diesem Fachbegriff verbirgt sich ein Ester (organische Verbindung) der Essigsäure, der als wichtiger Neurotransmitter (Botenstoff) in den Synapsen (Kontakt- und Umschaltstellen) des Zentralnervensystems wirkt. In 100 g des milchsauer vergorenen Kohls sind rund 10 mg Acetylcholin enthalten, ebenso im Sauerkrautsaft. Der Botenstoff wirkt blutgefäßerweiternd, blutdrucksenkend und kontrahierend (zusammenziehend) auf die glatte Muskulatur der Bronchien. Man sagt Acetylcholin ebenfalls nach, daß es beruhigend auf das vegetative Nervensystem wirkt. Deshalb werden Sauerkrautkuren inzwischen von zahlreichen Psychotherapeuten zur Unterstützung bestimmter Therapien verordnet.

Die sekundären Pflanzenstoffe

Es ist noch gar nicht so lange her, daß man die heilenden Wirkungen der *sekundären Pflanzenstoffe* (SPS) wissenschaftlich erkannt hat. Als man sie entdeckte, war man sich zuerst nur ihrer Wirkungen in der entsprechenden Pflanze bewußt. Einige hatten einen angenehmen Geruch und zogen Insekten an, andere schmeckten bitter und schützten die Pflanze so vor gefräßigen Feinden. Wieder andere SPS sind hilfreich bei Kälte oder zu großer Sonneneinstrahlung. Man nahm aber an, daß diese besonderen Pflanzenstoffe für den Menschen schädliche oder gar toxische (giftige) Wirkungen haben könnten. Erst zu Beginn der neunziger Jahre fanden die Wissenschaftler im Rahmen der Krebsforschung heraus, wie wichtig diese sekundären Pflanzenstoffe für den Menschen und seine Gesundheit sind. Durch diese Erkenntnisse wurden plötzlich zahlreiche Heilwirkungen von Kräutern, Obst und Gemüse, die in der Volksmedizin seit Jahrhunderten bekannt waren, auch für die Schulmedizin verständlich.

Die SPS unterscheiden sich in ihrer chemischen Struktur recht stark voneinander. Man hat bis heute etwa 30 000 verschiedene SPS entdeckt. Die wichtigsten dieser Substanzen, die wir mit Kohl und Sauerkraut aufnehmen, sind:

- *(Bio-) Flavonoide.* Hierbei handelt es sich um vitaminähnliche Substanzen, die vor allem in Tomaten, Kirschen, Citrusfrüchten, Brokkoli und Rotkohl reichlich enthalten sind. In den letzten Jahren widmete sich die Forschung verstärkt diesen Substanzen, da sie Gefäßbrüchigkeit normalisieren können, gegen Freie Radikale aktiv werden und somit eine krebssenkende Wirkung haben.

- *Phenolsäuren* sind in nahezu allen Pflanzen enthalten und treten meist in den äußeren Schichten auf. Besonders reich an Phenolsäure sind Grün- und Weißkohl, Radieschen und Weizen. Sie wirken antibakteriell und krebsvorbeugend.
- *Glucosinolate* sind typisch für Kohlgemüse. Forscher des Institute of Food Research (IFR) im englischen Norwich haben jetzt Hinweise dafür, daß diese Inhaltsstoffe des grünen Gemüses Tumorzellen ›in den Selbstmord treiben‹ können. Die Pflanzen lagern diese Stoffe in kleinen wassergefüllten Einschlüssen ihrer Zellen. Beim Zerkauen werden diese Vakuolen zerstört und ihr Inhalt von dem pflanzeneigenen Enzym Myrosinase gespalten. Dadurch werden unter anderem Glukose und sogenannte Isothiocyanate frei, die dann den ›Selbstmordvorgang‹ einleiten. Die Forschungen auf diesem Gebiet laufen auf Hochtouren.

Neben den Mineralstoffen, Vitaminen und anderen erwähnten Wirkstoffen sind es aber vor allem die *Milchsäurebakterien*, die aus dem Kohl das Sauerkraut mit seinen heilenden und vorbeugenden Wirkungen entstehen lassen.

Milchsäurebakterien – die unentbehrlichen Helfer

Die Gärung als natürliche Form der Haltbarmachung von Lebensmitteln hat eine jahrtausendalte Tradition. Zwar wurden die Gerätschaften und Hilfsmittel immer wieder verfeinert, doch die Gärungsprozedur selbst ist ein natürlicher Effekt, den der Mensch mit all seinem Wissen und seiner Technik nur bedingt verbessern kann, will er nicht alle Vorteile der Naturgärung wieder zunichte machen.

Als man im 19. Jahrhundert im Schwabenland die ersten Versuche anstellte, Sauerkraut haltbarer zu machen und in Konserven einzudosen, erlebten die damaligen Techniker einige böse Überraschungen: Zuerst explodierten ihnen die gefüllten und erhitzten Dosen, und die wenigen Konserven, deren Deckel nicht davongeflogen waren, zogen sich beim Abkühlen so zusammen, daß das Blech völlig verformt wurde. Bei der anschließenden labortechnischen Untersuchung des Inhalts mußte man feststellen, daß nicht nur die Vitamine unter der Hitzeeinwirkung gelitten hatten, sondern auch die Milchsäurebakterien.

Das Verfahren zur Sauerkrautherstellung hat sich eigentlich bis heute nur unwesentlich geändert: Weißkohl wird geputzt und geschnitten, dann gesalzt und in große Behälter eingelegt. Nun muß diese Einlage tüchtig gepreßt und mit etwas Flüssigkeit aufgefüllt werden. Das Sauerkrauttreten, natürlich mit völlig reiner Schutzkleidung und in sauberen Gummistiefeln, gilt noch immer als das beste und natürlichste Preßverfahren bei der Herstellung großer Krautmengen. Danach werden die Behältnisse verschlossen, und die Milchsäuregärung setzt ein. Dieser Vorgang benötigt nur wenige Wochen, dann kann der Verschluß wieder abgenommen werden, und das Sauerkraut ist verzehrfertig.

Die Milchsäuregärung

Für diesen Vorgang sind drei Faktoren nötig:

- eine Salzkonzentration von etwa 1%,
- bestimmte Temperaturen,
- ein luftdichter Verschluß.

Unter ›Gärung‹ verstehen wir im engeren Sinn den enzymatischen Abbau von Kohlenhydraten, im weiteren Sinn aber auch den von nichtaromatischen Aminosäuren, Carbonsäuren u.a. Man unterscheidet zwischen zwei Gärungsformen:

- die *aerobe Gärung*, die die Mitwirkung von Sauerstoff voraussetzt, z.B. bei der Essigsäure- oder der Citronensäure-Gärung. Organische Substanz wird im einfachsten Fall zu anorganischer Substanz abgebaut; und
- die *anaerobe Gärung*, die ohne Mitwirkung von Sauerstoff abläuft, z.B. bei der alkoholischen und der Milchsäure-Gärung. Hierbei werden Zwischenprodukte – meist Säuren – gebildet, die ihrerseits wieder als Nährsubstrate für Bakterien dienen können, aber auch zur Nahrungsmittelherstellung oder großtechnisch zur industriellen Nutzung.

Zwar nutzte man das natürliche Verfahren der Milchsäuregärung bereits seit Jahrtausenden, doch die Milchsäure (*Acidum lacticum*) selbst wurde erst 1790 von SCHEELE aus saurer Milch isoliert.

Was passiert eigentlich im Kraut, wenn es gärt? Man kann diesen Vorgang in zwei Phasen gliedern:

- In der ersten Phase, wenn aus den Zellen des geschnittenen, gesalzenen und gepreßten Kraut Saft austritt, bildet der in dem Saft enthaltene Zucker mit anderen Stoffen eine Nährflüssigkeit für Mikroorganismen. Zu den Mikroorganismen zählen wir Bakterien, Pilze, Protozoen und Viren. Im Sauerkraut entfalten sich in dieser ersten Phase vor allem die wichtigen Milchsäurebakterien (Laktobakterien, lat. *Lactobazillus*), aber auch Schimmelpilze und Fäulnis- sowie Bittersäurebakterien. Sie produzieren gemeinsam verschiedene Säuren und Gase (u.a. Ethanol). Die Laktobazillen spalten hierbei bereits Zucker zu Milch- und Essigsäure. Diese erste Etappe dauert etwa zwei bis vier Tage und ist sehr temperaturabhängig. Für die Sauerkrautgärung hat sich in den ersten Tagen eine Temperatur von etwa 20–22° Celsius als ideal erwiesen.

- Nachdem dieser erste Schritt abgeschlossen ist, vermehren sich nur noch die Laktobazillen und drängen alle anderen Mikroorganismen zurück. Die Fäulnisbakterien verschwinden langsam aber sicher, und nach zwei bis drei Wochen, hierbei hat sich in der Praxis eine Temperatur von 14–18° Celsius als ideal gezeigt, ist der Gärungsvorgang abgeschlossen.

Nun sollte das Sauerkraut kühler gelagert werden, etwa bei 5–8° Celsius, um möglichst lange haltbar zu sein und die Laktobakterien weiter bei der Arbeit zu halten. So können sie später auch in unserem Körper wirksam werden.

Milchsäure ist nicht gleich Milchsäure

Nahm man früher an, daß die Milchsäure allgemein über eine schützende Wirkung gegen Bazillen und Bakterien verfügt, weiß man heute, daß eine bestimmte Form der Milchsäure wirksamer schützen kann: nämlich die *rechtsdrehende.*

Im *Journal of the American Chemical Society* konnte man im Mai 1998 nachlesen, daß die Molekülrichtung für die Antikörperproduktion entscheidend ist. Dies entdeckten erst vor kurzem Volker SCHURIG von der Universität Tübingen und Meir WILCHEK vom israelischen Weizmann-Institut zusammen mit einigen anderen Kollegen. Eine Abwehrwaffe des Körpers gegen Eindringlinge sind Y-förmige Antikörper, die sich an bestimmte Moleküle auf der Oberfläche der Störenfriede heften. Was man bisher nicht wußte: Für die Antikörper ist wichtig, ob ihr Gegenüber ein links- oder rechtsdrehendes Molekül ist.

Insbesondere Aminosäuren sind um sich selbst gewunden, wobei sie bisweilen sowohl in rechts- wie auch linksdrehenden Varianten vorkommen. Diese Eigenschaft nennen Chemiker die ›Chiralität‹ eines Moleküls. Die Antikörper arbeiten außerordentlich genau, indem sie zuverlässig das Chiralitätszentrum der Aminosäure identifizieren. Dieses bestimmt, in welche Richtung sich das Molekül windet. Die rechtsdrehende Milchsäure, die auch im Sauerkraut und seinem Saft anzutreffen ist, wird mit L(+) bezeichnet.

L(+)-Milchsäure dient auch der Energiegewinnung v.a. in Muskeln, Leber und den roten Blutzellen. Sie ist häufig auch eine Ausgangssubstanz für den Aufbau von Fettsäuren, Glucosen und Steroiden und gilt als bedeutender Schutzfaktor sowie Regulatorium für die Darmflora. In der Medizin wird auch die wachstumshindernde Wirkung bei krankheitserregenden (pathogenen) Keimen geschätzt. Es ist auch bekannt, daß die L(+)-Milchsäure vom menschlichen Körper wesentlich schneller resorbiert wird als die (linksdrehende) L(–)-Milchsäure.

Rechtsdrehende Milchsäure ist besonders bei Verdauungsstörungen zu empfehlen – sie ist leicht bekömmlich –, ebenso zur Darmsanierung, Stärkung des Immunsystems, bei Stoffwechsel- und Kreislaufstörungen; sie hat bei Diabetes und Leberproblemen bereits gute Erfolge gezeigt.

Das Zeitalter der Dysbakterie

Dysbakterie – so der Fachbegriff für eine pathologische (krankhafte) Darmkeimbesiedlung – greift von Jahr zu Jahr immer mehr um sich. Hierbei sind die Gründe und Auslöser für die krankhafte Keimentwicklung zumeist in unserer modernen Lebensform zu suchen: Infektionen, Antibiotika, Cortison, steigende Strahlenbelastung, Umweltgifte, Genußgifte, Fehlernährung, falsche Eßgewohnheiten und gentechnisch behandelte Nahrungsmittel tragen dazu bei, daß unsere gesunde Darmflora überstrapaziert und verändert wird. Vor allem die falsche Ernährung mit denaturierten Lebensmitteln und zu vielen Süßigkeiten läßt die Hefepilzbesiedlung im Darm sprunghaft ansteigen. Zucker ist die Kraftnahrung der Hefepilze und wird von diesen vergoren. Mit den Pilzen siedeln sich dann auch Bakterien an. Gemeinsam bilden sie dann einen eigenständigen Organismus im Körper. Kommt dann noch weitere Zufuhr von Weißmehl, Zukker oder auch Alkohol hinzu, entwickeln sie einen eigenen Stoffwechsel, der dann Toxine (Gifte) wie Ammoniak, Indol oder Phenol freisetzt, die für zahlreiche Krankheitssymptome verantwortlich sind und das körpereigene Immunsystem sowie die gesamte Konstitution schwächen. Vor allem Leber, Nieren, Lymphen und die Haut als Ausscheidungsorgan sind meist betroffen, und als Symptome stellen sich Abgeschlagenheit, Müdigkeit, sinkende Leistungsfähigkeit, Konzentrationsmangel, Magen- und Bauchbeschwerden, Blähungen, Völlegefühl, Kopfschmerzen und Hautprobleme ein. Allergien und Hautflechten sind als Symptome ebenfalls keine Seltenheit.

Hier können Milchsäurebakterien – gepaart mit einer Ernährungsumstellung – oft wahre Wunder vollbringen und den Darm so sanieren, daß die Hefepilzbesiedlung nicht nur zurückgeht, sondern sich auch keine neuen ungewünschten ›Besiedler‹ in der Darmflora einnisten können. Die Lactobakterien wirken im Darm ebenso wie bei der bereits erwähnten zweiten Phase der Milchsäuregärung: Sie verdrängen andere Pilze, Keime und Bakterien.

Milchsäurebakterien sind zur Stärkung unseres Immunsystems unabdingbar. Nimmt man Sauerkraut oder Sauerkrautsaft (auch in Kapseln) zu sich, produziert das menschliche Immunsystem bestimmte Abwehrstoffe wie etwa ›Immunglobulin A‹ oder ›Interferon‹, das bei der Infektionsabwehr eine große Rolle spielt. Untersuchungen an Babys in den USA und Großbritannien haben gezeigt, daß sich bei den Babys, die mit Muttermilch gestillt werden, Laktobakterien im Darm ansiedeln, die sie vor zahlreichen Infekten schützen. Die in einer Parallelgruppe ebenfalls untersuchten Kleinkinder, die keine Muttermilch bekamen, erkrankten wesentlich häufiger. Ähnliche Untersuchungen werden weltweit gerade mit Erwachsenen durchgeführt, die täglich milchsäurehaltige Lebensmittel zu sich nehmen. Auch bei diesen wurde die gleiche Wirkung beobachtet. Die Darmflora zeigte sich außerdem allgemein in besserem Zustand als bei den Personen, die wenig milchsäurehaltige Nahrungsmittel zu sich nehmen.

Darmsanierung – der Grundstock unserer Gesundheit

Darmsanierung bedeutet nicht mehr und nicht weniger als die Wiederherstellung des natürlichen Milieus im Darm. Unser Körper lebt in einer ständigen Symbiose mit den Keimen und Bakterien, die im Darm, auf den Schleimhäuten und auf der Haut im Normalfall vorkommen. Wir brauchen sie, und sie können ohne uns nicht leben. Wird diese Symbiose gestört, können schädliche Keime eindringen und sich festsetzen. Diese verändern das Milieu, machen sich breit, verdrängen nützliche Keime und schädigen unseren Körper und seine Organe. Das Ergebnis zeigt sich dann in Form zahlreicher Erkrankungen und der dazugehörigen Symptome.

Seitens der Schulmedizin wird zur Darmsanierung ›Nystatin‹ angewendet, ein sogenanntes Polyen-Antibiotikum. Stellt sich ein schwerer Pilzbefall heraus, kann auch ›Amphotericin B‹ verordnet werden, doch dieses Medikament, das über eine hohe Wirkungsintensität verfügt, ist mit erheblichen Nebenwirkungen belastet.

Wer einer ungewünschten Veränderung seiner Darmflora vorbeugen will, kann dies auch auf natürliche Weise über seine tägliche Ernährung erreichen. Die Grundregeln dazu lauten:

- Verzichten Sie auf Lebensmittel, die Zucker (auch Fruchtzucker) enthalten, Gemüse und wenig Fleisch sind erlaubt.
- Nehmen Sie täglich mindestens ein milchsäurehaltiges Lebensmittel zu sich, z.B. Joghurt, Sauerkraut oder Sauerkrautsaft (auch in Kapseln).
- Verzichten Sie soweit wie möglich auf raffinierte Lebensmittel, vor allem auf weißes Mehl.

Wie eine gezielte Darmsanierung aussieht, kann man bei jedem Heilpraktiker oder Arzt für Naturheilverfahren erfragen. Die Schritte sind wie folgt angegeben:

Eine Möglichkeit der Darmsanierung

1. Reduzierung der entarteten Darmflora und antimykotische Behandlung (Anti-Pilz-Behandlung) des Darmes durch geeignete Präparate.
2. Anregung der Bauchspeicheldrüse (Steigerung der Produktion von Enzymen), Anregung der Magensäureproduktion nach vorheriger Untersuchung, sowie Anregung der Gallensaftproduktion durch starke pflanzliche Tropfenpräparate.
3. Injektionen von hochdosierten Vitamin B-Komplexen, bis die Darmflora wieder aufgebaut ist.
4. Freie Nischen, die durch Absterben von Pilzzellen im Darmtrakt entstehen, müssen wieder durch physiologische Bakterien besetzt werden. Dies geschieht mit Hilfe von geeigneten Präparaten. Parallel zu Schritt 1 bis 4 erfolgt eine spezielle Anti-Pilz-Diät über einen Zeitraum von mindestens vier Wochen.
5. Ausgleich des Mineralhaushaltes.
6. Mineralien wie Zink oder Selen dürfen dem Körper nicht fehlen. Sie wirken antientzündlich und stärken die Aktivität der weißen Blutkörperchen.

Auch wenn Ihre Darmflora noch völlig in Ordnung zu sein scheint, sollten Sie vorbeugend tätig werden. Ein Glas Sauerkrautsaft am Tag oder ein entsprechendes Präparat, über das später in diesem Buch noch gesprochen wird, genügt bereits, ohne daß Sie Ihren Speiseplan völlig umstellen müssen, oder wenn Sie eventuell kein Sauerkraut mögen.

Sauerkraut in der Volksmedizin

Wie bereits im Buch angesprochen, haben sich Sauerkraut und Sauerkrautsaft bereits seit Jahrtausenden einen festen Platz in der Volksmedizin erkämpft. Heute wissen wir, daß die Kombination aus den Wirkstoffen des Kohlgemüses und der Milchsäuregärung, zusammen mit den Vitaminen, Mineralstoffen und sekundären Pflanzenstoffen, zu einer fast einzigartigen Symbiose geführt haben, die eine Volksarznei entstehen ließ, deren Anwendungsmöglichkeiten eine nahezu einmalige Bandbreite haben. Im Bereich der gesundheitsfördernden Nahrungsmittel wird das Sauerkraut noch häufiger in der Volksmedizin erwähnt als das wiederentdeckte ›Wundermittel‹ Apfelessig, das in den vergangenen Jahren eine nie erwartete Renaissance im deutschsprachigen Raum erlebte.

Natürlich ist auch Sauerkraut und sein Saft kein Medikament wie etwa eine Kopfschmerztablette: Man nimmt sie ein, um kurz darauf von den quälenden Schmerzen befreit zu werden. Wie die meisten Naturheilmittel hat sauer vergorener Kohl vor allem vorbeugende und dazu noch therapieunterstützende Wirkungen bei zahlreichen Krankheiten. Bei jeder Erkrankung ist es erst einmal wichtig, den oder die Auslöser zu finden und eine gezielte Therapie einzuleiten, die dann mit Hilfe der bekannten Naturheilmittel unterstützt werden kann. Dies sollte aber stets mit dem zuständigen Therapeuten abgesprochen sein, um nicht möglicherweise bestimmte und gewünschte Wirkungen von Medikamenten durch Gegenwirkungen von Naturheilmitteln wieder aufzuheben.

Sauerkraut, Sauerkrautsaft und die daraus entwickelten Nahrungsergänzungspräparate sind heutzutage hauptsächlich in der Kategorie ›Krankheitsvorbeugung‹ anzusiedeln. Wer nämlich gesund lebt, sich vernünftig ernährt und die inzwischen zur Normalität gewordenen Vitamin- und Mineralstoffdefizite über die Nahrung ausgleicht, wird vielen Erkrankungen entgehen, weil er sie so bereits im Vorfeld bekämpft.

Allergien. Mit diesem Begriff bezeichnet man eine überempfindliche Reaktion des Organismus auf bestimmte Substanzen, die Allergene genannt werden. Die bekanntesten Allergene sind Blütenstaub, Bakterien, Insektengifte, bestimmte Nahrungsmittel (Milch), Medikamente, Staub und chemische Verbindungen. Es gibt aber auch Menschen, die auf Temperatur- und Höhenunterschiede, Lichteinflüsse, Farben, Geräusche und psychische Eindrücke allergisch reagieren.

Die allergischen Symptome zeigen sich vorwiegend an bestimmten Körperstellen, vor allem auf der Haut, aber auch in den Bronchien und im Verdauungstrakt. Die Neigung, allergisch zu reagieren, kann sowohl angeboren als auch später im Leben erworben sein. Die genauen Zusammenhänge sind noch nicht genau erforscht. Sicher ist aber, daß auch schon winzige allergieauslösende Stoffe genügen, um bedrohliche Reaktionen hervorzurufen.

Da es eine Vielzahl von Allergien gibt, die sich alle anders zeigen können, gibt es kein einheitliches Krankheitsbild. Es können Entzündungen der Atemwege sein, asthmatische Anfälle, Hautprobleme – wie Ekzeme und Flechten –, Fieber oder Heuschnupfen. Hinzu kommen noch die berufsspezifischen Allergien.

Was können Sauerkraut und -saft bewirken?

In der Volksmedizin hat sich der Einsatz von Sauerkrautsaft bei Allergien bereits seit Jahrhunderten bewährt. Die im Saft enthaltenen Vitamine, vor allem das Vitamin C, aber auch die Mineralien – hier vor allem Kalzium – werden auch von der Schulmedizin als Anti-Allergen-Stoffe anerkannt.

Bei starken Hautausschlägen, so in einigen alten Naturheilkundebüchern nachzulesen, soll eine zweiwöchige Kur, bei der ein Glas frischer Sauerkrautsaft dreimal täglich getrunken wird, hilfreich sein.

Appetitlosigkeit kann zahlreiche Gründe haben, beginnend mit schlecht zubereitetem oder einseitigen Essen bis hin zu schweren Erkrankungen. Häufig kommen in unserer modernen Zeit aber auch Auslösefaktoren in Betracht wie Streß, Depression, Überforderung oder bei jungen Leuten seelische Probleme, etwa Liebeskummer in der Pubertät oder ähnliches. Wichtig ist es vor allen Dingen, den oder die auslösenden Faktoren zu erkennen. Hierbei sollte ein Arzt, Heilpraktiker oder ein Psychologe zu Rate gezogen werden.

Sollte der Auslöser für die Appetitlosigkeit eine Krankheit, wie etwa Tuberkulose, Diabetes, Basedowsche Erkrankung, sein, müssen zuerst die nötigen Therapieformen eingeleitet werden, ehe man mit Naturheilmitteln den Appetit wieder anregen kann.

Was können Sauerkraut und -saft bewirken?

Sauerkraut und sein Saft regen die Sekretion der Verdauungssäfte an. Bei Kindern ein, bei Erwachsenen zwei Teelöffel Sauerkrautsaft etwa zehn Minuten vor jeder Mahlzeit sollen appetitanregend wirken.

Arterienverkalkung (Arteriosklerose) ist eine Erkrankung der Blutgefäße und kann zur allgemeinen Minderung der körperlichen und geistigen Leistungsfähigkeit führen. Es entstehen Durchblutungsstörungen, die auch von Kreuz- oder Rückenschmerzen begleitet werden. Gründe für die Durchblutungsstörungen sind kalk- und fettartige Einlagerungen, die sich an den Wänden der Schlagadern absetzen. Hierdurch verlieren die Blutgefäße ihre Elastizität, die Adern werden verengt, was den Blutstrom behindert.

Bis heute hat man den genauen Grund für diese Zivilisationskrankheit noch nicht ermitteln können. Die bisher gewonnenen Erkenntnisse zeigen aber, daß eine zu hohe cholesterin- und kochsalzhaltige Ernährung, gepaart mit starkem Rauchen, ebenso Auslöser für die Krankheit sein kann wie Streß und seelische Belastungen. Während frühere Forschungen zeigten, daß weitaus mehr Männer als Frauen von der Krankheit befallen wurden, nahm in den letzten Jahren der Anteil an erkrankten Frauen ständig zu. Dies kann mit ein Hinweis dafür sein, daß Streß ein nicht unwichtiger Faktor bei der Erkrankung darstellt, denn gerade in den vergangenen Jahren hat der Anteil an berufstätigen Frauen in sogenannten reinen ›Männerberufen‹ ebenso zugenommen wie in führenden Positionen oder in der Politik. Auch haben jüngste Untersuchungen erkennen lassen, daß Durchblutungsstörungen nicht erst im Alter auftreten, da die Patienten von Jahr zu Jahr jünger werden. Hinzu kommen durch Probleme finanzieller oder sonstiger Art bedingte Belastungen, die auf jeden von uns drückend wirken.

Um eine Arteriosklerose behandeln zu können, muß erst einmal ein Arzt feststellen, wie weit die Krankheit bereits fortgeschritten ist. Im Frühstadium ist eine Heilung durchaus möglich, während bei fortgeschrittenem Krankheitszustand nur eine Verlangsamung der Vorgänge erreicht werden kann.

Was können Sauerkraut und -saft bewirken?

Mehrere Studien in den USA und in Deutschland belegen, daß Sauerkraut Substanzen enthält, die der Verengung der Gefäße vorbeugen. Es hat sich gezeigt, daß hier vor allem Ballaststoffe beteiligt sind. Sie senken den Cholesterinspiegel (siehe auch *Cholesterinsenkung*) und sorgen für eine gute Fettverdauung. Verantwortlich hierfür sind die Gallensäuren (Bestandteile des Gallensaftes). Im Normalfall sind sie am Fettabbau beteiligt und werden, nachdem sie ihre Aufgaben erfüllt haben, rücktransportiert und wiederverwendet. Da die Ballaststoffe sie aber binden, werden sie mit diesen ausgeschieden. So müssen nun neue Gallensäuren gebildet werden, und dafür wird Cholesterin aus dem Blut benötigt. Das Ergebnis: Der Cholesterinwert im Blut sinkt.

Blasenentzündung, auch ›Cystitis oder Zysthis‹ genannt, macht sich meist in Form von starken Schmerzen im Blasenbereich bemerkbar. Die Schmerzen können bei starken Entzündungen bis in die Lendengegend und die Oberschenkel ausstrahlen. Vor allem beim Wasserlassen, das im Krankheitsfall zu einem immer größer werdenden Drang anwächst, machen sich starke Stiche bemerkbar. Der Harn riecht meist unangenehm, sieht sehr trübe aus und kann auch Blutanteile enthalten. Bei schweren Fällen von Blasenentzündung stellt sich häufig noch Fieber ein, und das Schmerzgefühl macht sich im gesamten Unterleib breit.

Es empfiehlt sich, zuerst einen Arzt aufzusuchen, da bei einer Verschleppung der Entzündung eine starke Schädigung der Blase eintreten kann.

Was können Sauerkraut und -saft bewirken?

Zur natürlichen Bekämpfung der Blasenentzündung gehört eine sofortige Umstellung der Trinkgewohnheiten. Alkohol und Kaffee sind ab sofort tabu, stattdessen empfehlen sich Obstsäfte (jedoch keine Zitrussäfte), Milch oder ein spezieller Nieren-Blasentee. Bei starken Schmerzen wird der behandelnde Arzt sofortige Bettruhe anordnen.

Zur Therapieunterstützung kann Sauerkraut und -saft eingesetzt werden. Sauerkraut wirkt antibakteriell und entzündungshemmend. Außerdem reguliert es das Säure-Basen-Verhältnis im Urin: Fleischreiche Ernährung und scharf gewürzte Speisen produzieren ein scharfes Urin, was die Blase um so mehr reizt. Schließlich stimuliert und fördert Sauerkraut den Stoffwechsel und die Ausleitung der Schlacken- und Giftstoffe über die Haut. Auf diese Weise entlastet es die Nieren und verbessert die Nierenleistung.

Blutarmut (oder Anämie) ist die Bezeichnung für Krankheitszustände, bei denen die Masse der roten Blutkörperchen wesentlich niedriger als normal ist. Grund hierfür ist meist ein gestörtes Gleichgewicht zwischen Abbau und Neubildung der Blutkörperchen. Als Auslöser hierfür wird häufig Eisenmangel diagnostiziert, der sowohl durch Blutverlust (Verletzung, Regelblutung, Magen-Darm-Geschwüre) als auch in Form einer reinen Mangelerkrankung auftreten kann. Symptome sind, neben der meist rasch sichtbaren Hautblässe, vor allem Schleimhautblässe, Schlappheit, Müdigkeit, Absinken der Belastbarkeit. Häufig treten auch Konzentrationsschwäche und Kopfschmerzen auf.

Wichtig ist es, zuerst den Grund der Blutarmut diagnostizieren zu lassen, ehe man mit Naturheilmitteln arbeiten kann. Meist haben sich Kuren entweder im Hochgebirge oder am Meer als sehr günstig für den Krankheitsverlauf erwiesen.

Was können Sauerkraut und -saft bewirken?

Im Gegensatz zu eiweißreichen Nahrungsmitteln (Fleisch) hat der Körper bei Gemüse, Eiern, Milch- und Getreideprodukten Schwierigkeiten, Eisen aufzunehmen, es sei denn, Vitamin C wird gleichzeitig zugeführt. Sauerkraut und -saft enthalten bekanntlich Eisen und Vitamin C und eignen sich deshalb bestens bei Eisenmangel, vor allem, wenn man sich fleischarm ernährt.

Bluthochdruck, unter dem mittlerweile nahezu jeder vierte Bundesbürger leidet, hat keine eindeutige Ursache. Trotzdem gibt es einige Faktoren, die Bluthochdruck besonders begünstigen: Dauerstreß, unvernünftige Lebensweise, falsche Ernährung, Übergewicht. Die Gefäße werden dann starr und unelastisch. Es kann zu Gefäßkrämpfen kommen, und die Gefahr eines Verschlusses des geschädigten Gefässes ist gegeben.

Was können Sauerkraut und -saft bewirken?

Neben dem Misteltee hat sich bereits seit Jahrhunderten der Sauerkrautsaft als Getränk gegen Bluthochdruck bewährt. In den USA haben neue wissenschaftliche Untersuchungen ergeben, daß man mit der Zugabe von 1 mg Kalzium täglich den Bluthochdruck senken kann. Ebenso hat sich Kalium als blutdrucksenkend erwiesen. Beide Mineralstoffe sind in Sauerkraut und -saft enthalten. Seit einiger Zeit weiß man auch, daß der Neurotransmitter Acetylcholin, der in Sauerkraut und -saft enthalten ist, blutdrucksenkend wirkt.

Cholesterinsenkung. Cholesterin wurde in den letzten Jahrzehnten zum Sündenbock für alle nur erdenklichen Herz-Kreislauf-Krankheiten gestempelt. In Wirklichkeit wird aber ein Teil des im Blut befindlichen Cholesterins in der Leber produziert und dient zur Bildung von Gallensäuren und verschiedenen Hormonen. Von daher stellt es eine essentielle (lebenswichtige) Substanz dar. Der andere Teil wird über die Nahrung, hauptsächlich über tierische Fette, zugeführt. Der über die Nahrung aufgenommene Fettstoff Cholesterin ist aber nicht löslich. Deshalb wird er (übrigens mit anderen Fettstoffen, etwa den Triglyzeriden und freien Fettsäuren) durch sogenannte ›Lipoproteine‹ – , das sind Verbindungen aus Fett und Eiweiß – ins Blut transportiert.

Es gibt aber zwei Arten von Lipoproteinen: die sogenannten ›schlechten‹ Lipoproteine LDL (mit niedriger Dichte), die wenig Eiweiß, aber viel Fettstoffe – fast 70 Prozent der im Blut befindlichen – transportieren; und die ›guten‹ Lipoproteine HDL (mit hoher Dichte), die stark eiweißhaltig sind und offensichtlich vor Arteriosklerose schützen, indem sie die Ablagerung von Fettstoffen in den Arterien mindern und überschüssiges, oxidiertes Cholesterin entfernen.

Cholesterin wird aber auch als einer der Hauptfaktoren von Arterienverkalkung angesehen. Diabetiker und Personen, die an einer Leber-, Nieren- oder Schilddrüsenerkrankung leiden, haben oft einen sehr hohen Cholesterinspiegel und sollten deshalb ihre Blutfettwerte, vor allem den LDL-Wert, regelmäßig messen lassen. Gesamtcholesterinwerte unter 200 mg/l gelten als unbedenklich; der LDL-Wert bei Risikofaktoren (Rauchen, Bluthochdruck, Diabetes) dürfte nicht über 1,4 g/l liegen.

Was können Sauerkraut und -saft bewirken?

Wie bereits unter dem Stichwort *Arterienverkalkung* erklärt, haben mehrere Studien in den USA und Deutschland belegt, daß die im Sauerkraut enthalten Ballaststoffe an der Senkung des Cholesterinspiegels beteiligt sind.

Darmträgheit, vor allem chronische Verstopfung, ist eine typische Zivilisationskrankheit. Neben psychosozialen Streßproblemen und organischen Ursachen (z.B. Gallenblasenschwäche) geht Verstopfung meistens auf eine Fehlernährung und ein falsches Eßverhalten zurück: Der moderne Mensch ernährt sich zu eiweißreich und nimmt zu wenig Ballaststoffe auf. Eine durch Bewegungsmangel geschwächte Bauchmuskulatur durch eine vorwiegend sitzende Lebensweise sowie Flüssigkeitsmangel können ebenfalls die Darmträgheit begünstigen.

Wer zu Verstopfung neigt, sollte möglichst keine Abführmittel verwenden, da sie den Darm zur Trägheit erziehen und dadurch eine immer größere Dosierung erfordern. Letztendlich führen regelmäßig eingenommene Abführmittel zu einer noch größeren Darmträgheit. Es gibt viele bewährte Naturheilmittel und -methoden, die einen Entleerungsreiz hervorrufen können: Kohlensäurezäpfchen, Heilerde, Einlauf, Massage des Unterbauchs u.v.a. Man sollte außerdem sich für eine ballaststoffreiche Vollwertkost als Dauernahrung entschließen, für ausreichend Bewegung sorgen und auf einen regelmäßigen Stuhlgang achten.

Was können Sauerkraut und -saft bewirken?

Gerade im Bereich der Darmprobleme hat Sauerkraut von Anfang an gezeigt, wie wichtig es für unsere Ernährung ist. Wer schon einmal eine große Portion Sauerkraut zu sich genommen hat, der weiß, wie schnell das milchsauer vergorene Kraut die Darmträgheit beseitigen kann und wie oft man im Verlauf von zwei oder drei Stunden die Toilette aufsuchen muß.

Sauerkraut ist das natürliche und nebenwirkungsfreie Abführmittel schlechthin.

Depression. Inzwischen gehören Depressionen zur Kategorie der ansteigenden Krankheitsbilder. In der heutigen erfolgsorientierten Zeit haben bei vielen Menschen die Depressionen ihren Ursprung im Berufsleben. Hinzu kommt aber auch noch als Depressionsgrund die ständig zunehmende Vereinsamung der Menschen. Auch schwere Schicksalsschläge können Depressionen hervorrufen. Es gibt aber auch Depressionen, deren Ursprung im Körper selbst zu suchen sind. Beispielsweise ein Mangel an Kalzium und Magnesium kann nach neuesten wissenschaftlichen Erkenntnissen Depressionen hervorrufen.

Was können Sauerkraut und -saft bewirken?

Bei klinischen Studien fühlten sich zahlreiche Patienten wesentlich besser, nachdem sie über einige Wochen hin täglich 400 mg Kalzium und 200 mg Magnesium zu sich genommen hatten. Da beide Mineralstoffe reichlich im Sauerkraut enthalten sind, kann mit 200–300 g Kraut täglich ein ähnlicher Zugabeeffekt bewirkt werden. Das wußten bereits unsere Vorfahren, denn frischer Sauerkrautsaft wird in zahlreichen alten Volksmedizinbüchern bei Niedergeschlagenheit und Depression empfohlen.

In neuer Zeit hat die Forschung auch erkannt, daß der Wirkstoff *Acetycholin,* der auch im Sauerkraut vorkommt, positiv auf das vegetative (unterbewußte) Nervensystem einwirkt: Acetylcholin ist ein Regulator für die Hormonbildung und somit auch an der Bildung von Noradrenalin beteiligt, dem Hormon, das glücklich machen kann und dessen Absinken zu Depressionen führt.

Durchblutungsstörungen machen sich zu Beginn meist als leichtes Prickeln in den Fingern oder Zehen bemerkbar, das dann auf Hand, Fuß oder auch Bein übergeht. Dem Prikkeln folgt eine meist recht schmerzhafte Taubheit der befallenen Gliedmaßen. Bei starken Rauchern macht sich das sogenannte Raucherbein ebenso bemerkbar, und die Schmerzen können so weit gehen, daß man zu hinken beginnt. Die Haut der nicht oder nur schlecht durchbluteten Gliedmaßen wird blaß bis fahlgelb. In besonders schweren Fällen, wenn gar keine Durchblutung mehr stattfindet, kann sich die Haut auch bläulich verfärben. Dies ist meist das Anzeichen für den dann auftretenden Brand, ähnlich einem Wundbrand. Da der Brand bis zum Verlust der befallenen Gliedmaßen führen kann, muß in diesen Fällen unbedingt ein Arzt aufgesucht werden.

Ursache für diese Durchblutungsstörungen ist stets eine Gefäßverengung, bei älteren Menschen oft eine arteriosklerose Gefäßveränderung, bei jüngeren Menschen häufig eine Neigung zu Krämpfen in Folge von starker Kälte. Es gibt auch Fälle, bei denen eine Gefäßverengung durch psychischen Streß ausgelöst wird. Man kann oft beobachten, daß Menschen vor Schreck erblassen. Dies ist nichts anderes als eine Gefäßverengung.

Bei starken Rauchern lagern sich Kalk und andere Substanzen an den Arterienwänden ab, wo es dann zu Entzündungen kommen kann.

Bei auftretenden Durchblutungsstörungen sollten Sie unverzüglich einen Arzt aufsuchen, um die genaue Ursache feststellen zu lassen, die dann behandelt werden kann.

Was können Sauerkraut und -saft bewirken?

Bereits das Kohlgemüse, aus dem das Sauerkraut entsteht, kann äußerst hilfreich sein. Eines der ältesten Hausmittel bei Durchblutungsbeschwerden an Armen oder Beinen ist der Kohlwickel. Er läßt sich einfach herstellen: Man nimmt 3 oder 4 möglichst frische Kohlblätter, wäscht sie gründlich und walzt sie mit einem Nudelholz so lange, bis sie weich sind. Nun legt man diese Blätter auf die Arme oder Beine und wickelt ein Tuch fest darum. Fertig ist der Kohlwickel!

Da Sauerkraut, wie bereits erwähnt, durch seine Ballaststoffe den Cholesterinspiegel senkt, wirkt es ebenfalls Durchblutungsstörungen entgegen. Das gilt auch für Sauerkrautsaft. Kraut und Saft enthalten auch den Botenstoff Acetylcholin, der blutgefäßerweiternd und blutdrucksenkend wirkt.

Erkältungserkrankungen. Hinter diesem Sammelbegriff verbirgt sich eine Vielzahl von Erkrankungen, die durch Kälte und Nässe ausgelöst werden. Weniger anfällig für solche Krankheiten ist, wer sich rechtzeitig abhärtet und vitaminreich ernährt. Bei einer Unterkühlung oder Erkältung werden die Schleimhäute sofort rot und schwellen an. Unternimmt man nichts dagegen, kommt es zur Entzündung, die im ungünstigen Fall auf die Bronchien (Bronchitis) sowie auf die Nasen- und Stirnnebenhöhlen übergreifen kann. Zu den unangenehmen Begleiterscheinungen einer Erkältung gehören Schluckbeschwerden, brennendes Gefühl im Hals, Fieber, Heiserkeit, Schnupfen und Husten. Husten ist eine natürliche Reaktion des Organismus, der damit den an den Bronchialwänden und im Rachen befindlichen Schleim zu lösen versucht.

Was können Sauerkraut und -saft bewirken?

Gerade im Winter mit seinen unangenehmen Erkältungserkrankungen bietet sich eines der klassischen Einsatzgebiete für Sauerkraut. Hierbei ist das in rohem (ungekochtem) Kraut und Saft reichlich enthaltene Vitamin C der Wirkstoff, der als einziger wirklich etwas gegen Erkältungen ausrichten kann.

Auch Weißkohl wird in der Volksmedizin bei Erkältungen eingesetzt: Kohlblattumschläge auf Brust und Rücken werden hier empfohlen.

Erschöpfung ist ein Zustand herabgesetzter geistiger und körperlicher Leistungsfähigkeit. Meist fühlt man sich dann völlig schlapp, ermüdet rasch, hat Konzentrationsprobleme, schläft trotz Müdigkeit äußerst unruhig und ist gereizt. Hinzu kommen häufig Kopfschmerzen, Herzstiche und ein Druckgefühl im Magenbereich. Es können Schwächephasen auftreten, die sich hin bis zur Ohnmacht steigern. Häufig zittern auch die Glieder, der Mund wird trocken, und es stellen sich Atembeschwerden ein. Puls und Blutdruck weisen hohe Schwankungen auf, und es kann zu Darmstörungen kommen. Häufig beginnt auch die Haut an einigen Stellen zu jucken, und es zeigen sich gerötete Flecken.

Auslöser kann sowohl eine starke körperliche oder geistige Anstrengung als auch eine Erkrankung wie zum Beispiel AIDS sein. Oft ist die Erschöpfung auch Folge von Genuß- oder Suchtmittelmißbrauch. Ebenso kann eine Lebensmittelvergiftung, aber auch ein zu wilder Lebenswandel oder übergroßer Streß im Beruf erschöpfend wirken.

Was können Sauerkraut und -saft bewirken?

Auch hier ist wieder das Vitamin C der wichtigste Wirkstoff, denn es stärkt unser Immunsystem. Vor einigen Jahrzehnten, als Vitaminpräparate noch unbekannt waren und Seereisen noch Wochen und Monate dauerten, waren Zitrusfrüchte und Sauerkraut diejenigen Nahrungsmittel, die eine lange Reise ohne größere Gesundheitsschädigungen erst möglich machten.

Fettsucht, ›Adipositas‹ genannt, wird durch eine Unterfunktion bestimmter Hormondrüsen erzeugt. Doch höchstens 10 % aller dicken Menschen sind wirklich aus Krankheitsgründen fettleibig. Diese müssen von einem Arzt behandelt werden. Bei den übrigen 90 % liegt es meist an falscher Ernährung, Freßlust, völliger Überernährung oder seelischen Problemen.

Die Gründe, zuviel Nahrung zu sich zu nehmen, können recht vielfältig sein. Es gibt Menschen, die unter Streß zuviel essen, andere aus Einsamkeit und wiederum andere aus Langeweile.

In all diesen Fällen hilft es nicht, irgendeine Diät oder Fastenkur zu beginnen, sondern man sollte zuerst den Grund für die Freßsucht abstellen und danach die Ernährung umstellen. Nur so ist der Weg zum Normalgewicht auf Dauer möglich.

Was können Sauerkraut und -saft bewirken?

Bei krankhafter Fettsucht kann Sauerkraut unterstützend wirken, da es ballaststoffreich ist, die Darmflora positiv beeinflußt und den Darm zur Tätigkeit anregt. So können die bei Adipositas meist verordneten Diäten auf natürliche Art unterstützt werden.

Auch wenn die Fettsucht nicht krankheitsbedingt, sondern Folge von Überernährung ist, können Fastenkuren mit Sauerkraut und -saft rasche Abhilfe bringen – wenn der (oder die) Betroffene gewillt ist, etwas gegen die Fettleibigkeit zu tun.

Geschwür, Fachbegriff ›Ulcus‹, ist eine Oberflächenzerstörung durch Gewebszerfall an Haut und/oder Schleimhaut. Sie reicht tiefer als die Deckzellenschicht. Auslöser sind meist Verletzungen, physikalische oder chemische Einwirkungen wie Verbrennungen oder Verätzungen. Hinzu kommen örtliche Durchblutungsstörungen, die aber auch allein Geschwüre hervorrufen können. Meist betreffen sie den unteren Körperbereich, von der Bauchaorta bis zu den Fußarterien, und stellen eine besondere Erscheinung der Gefäßverengung dar. Letztere führt zu einer Verringerung des Blutflusses und der Sauerstoffzufuhr in das Muskelgewebe, das allmählich abstirbt.

Im letzten Stadium bilden sich Geschwüre und verschließen die Gefäße derart, daß eine Amputation unumgänglich wird. Es besteht dann auch Wundbrandgefahr.

Arterielle Durchblutungsprobleme sind nicht nur eine Männersache. Die Praxis zeigt, daß die Kombination Rauchen plus Pille auch für die Frau ab 30 gefäßfeindlich ist. Erste Anzeichen sind in solchen Fällen: kalte Füße, Prickeln in den Zehen und Wadenschmerzen bei längerem Gehen.

Was können Sauerkraut und -saft bewirken?

Bei Geschwüren steht wieder Kohl als Volksheilmittel im Vordergrund. Kohlblatt-Umschläge haben bereits die alten Chinesen und Ägypter vor mehr als 6000 Jahren zur Heilung verwendet, und der französische Arzt Dr. Blanc, der um die Jahrhunderwende praktizierte und ein Verfechter von Kohlanwendungen bei allen erdenklichen Erkrankungen war, nannte das Gemüse »den Arzt der Armen«.

Sauerkraut und -saft können hier zur Stärkung des Immunsystems zusätzlich eingesetzt werden.

Es ist aber auch bekannt, daß im Saft des Kohls bestimmte Wirkstoffe enthalten sind, die als ›Anti-Ulkus-Faktor‹ bezeichnet werden. Entdeckt hat dies der amerikanische Wissenschaftler Dr. Carnett Cheney bereits in den vierziger Jahren durch die Beobachtung an Meerschweinchen. Später untermauerte er seine Entdeckung auch durch Studien am Menschen. Wissenschaftlich wurde inzwischen nachgewiesen, daß eine chemische Substanz namens ›Methylmethionin‹ hierfür verantwortlich ist. Im Sauerkrautsaft ist ebenso viel Methylmethionin enthalten wie im reinen Kohlsaft.

Hämorrhoiden sind variköse (krampfaderartige) knotenförmige Erweiterungen der Venen des Enddarms oder Afters. Wir unterscheiden zwischen äußeren und inneren Hämorrhoiden:

- *Äußere Hämorrhoiden* sind vergrößerte Venen, die sich vor allem bei der Stuhlentleerung oder auch bei starker körperlicher Belastung prall füllen. Häufig machen sie sich erst dann durch Schmerzen bemerkbar, wenn sich in ihnen Blutgerinnsel bilden. Diese werden als kugelige, dunkelrot bis blau gefärbte Knoten sichtbar, die vor allem beim Sitzen und bei der Stuhlentleerung Schmerzen verursachen. Oft sind äußere Hämorrhoiden nicht vererbt, sondern durch eigenes Fehlverhalten ›erworben‹.
- *Innere Hämorrhoiden* sind das Ergebnis der Vergrößerung und Veränderung von Schleimhautpolstern (mit Gefäßen),

die sich am Übergang vom Enddarm zum After befinden. Diese Polster sind von den Arterien gut mit hellrotem (arteriellem) Blut versorgt.

Werden die Hämorrhoiden bemerkbar und beginnen Probleme zu verursachen, spricht man von einem Hämorrhoidalleiden, das die Medizin in vier Erkrankungsstadien einteilt. Diese richten sich nach dem Grad des Hämorrhoiden-Austritts aus dem After (Grad des Prolapses).

Was können Sauerkraut und -saft bewirken?

Kaum eine andere Erkrankung ist so von der Ernährung abhängig wie das Hämorrhoidalleiden, darum gehört eigentlich zu jeder Therapie die Umstellung auf eine ballaststoffreichere Kost. Hier hat das Sauerkraut seinen festen Platz. Da Hämorrhoidalprobleme häufig mit Verstopfung und festem Stuhl einhergehen, kann Sauerkraut und -saft als natürliches und nebenwirkungsfreies Abführmittel eingesetzt werden.

Zwar ist der Einsatz bestimmter Gemüsesäfte bei Hämorrhoidalleiden noch nicht wissenschaftlich gesichert, doch die Volksmedizin kennt verschiedene Saftkuren – meist über 5 bis 7 Tage hinweg –, die bei Hämorrhoiden empfohlen werden. Neben Blumenkohl, Knoblauch, Löwenzahn, roten Beten, Scharfgabe und Zwiebel wird auch Sauerkrautsaft häufig erwähnt.

Hautkrankheiten breiten sich immer mehr aus. Bezeichnenderweise sind sie oft auf Stoffwechselstörungen, Abwehrschwäche und psychosozialen Streß zurückzuführen, so daß manche Hauterkrankungen wie die Psoriasis (Schuppenflechte), die sich in den letzten Jahren stark verbreitet hat, durchaus als Zivilisationskrankheiten angesehen werden können. Hautprobleme sind Reaktionen bzw. Antworten des Organismus auf krankmachende Reize.

Ernste Hautkrankheiten wie Gürtelrose, Dermatitis, Ekzeme sollten auf jeden Fall ärztlich behandelt und die therapieunterstützende Anwendung von Hausmitteln mit dem

Hautarzt abgesprochen werden. Bei leichteren Hautausschlägen, Frostbeulen, Hühneraugen, Warzen usw. ist Selbsthilfe dagegen möglich.

Was können Sauerkraut und -saft bewirken?

Der Kohlumschlag auf erkrankten Hautstellen ist eines der ältesten Hilfsmittel bei Hautproblemen aller Art. Das Sauerkraut und der Saft wirken ebenfalls positiv, was auf die Verbesserung der Darmflora durch die Milchsäurebakterien und die positive Stimulierung des Immunsystems zurückzuführen ist.

Herz-Kreislauf-Erkrankungen haben sich inzwischen bei uns zur Todesursache Nummer 1 entwickelt. Zu den Ursachen gehört neben einer ungesunden und hektischen Lebensweise sowie Rauchen vor allem eine falsche Ernährung. Zahlreiche Studien in der ganzen Welt haben gezeigt, daß ein zu hoher Blutfettwert bei allen koronaren (die Herzkranzgefäße betreffenden) Erkrankungen anzutreffen ist. Eine weitere Erkenntnis betrifft den Mineralstoff Magnesium: Untersuchungen an den Herzmuskeln von Patienten, die an den Folgen einer Herz-Kreislauf-Erkrankung gestorben waren, haben in allen Fällen einen deutlichen Magnesiummangel festgestellt. Magnesium geht mit der körpereigenen Substanz Orotsäure eine Verbindung ein, die – bei Tierversuchen – eine deutliche Eindämmung der Arterienverkalkung zeigte.

Was können Sauerkraut und -saft bewirken?

Bei kardiovaskulären Erkrankungen ist Selbsthilfe nicht möglich. Geschädigte Arterien sind irreparabel, und im fortgeschrittenen Stadium ist der Verkalkungsprozeß nicht rückgängig zu machen. Naturheilmittel – zu ihnen gehören ebenso Knoblauch wie Mistel und Sauerkraut – können dennoch eine laufende Therapie unterstützen, sozusagen als flankierende Maßnahme, und positiv beeinflussen. Das gilt ebenfalls für die Nachsorge, in der sie den Grundstein zu einem gesünderen Leben legen können. Als Vorbeugungsmaßnahmen sind diese Nahrungsmittel auf jeden Fall zu empfehlen.

Immunschwäche ist eine Bezeichnung für Erkrankungen, die das körpereigene Immunsystem angreifen und dann schwächen. Die bekannteste dieser Erkrankungen verbirgt sich hinter dem Begriff AIDS. Diese Abkürzung steht für Acquired Immune Deficiency Syndrome, deutsch übersetzt: ›Erworbenes Immundefekt-Syndrom‹. Erstmals 1981 als eigenständiges Krankheitsbild beschrieben, wird diese völlige Schwäche des körperlichen Immunsystems durch das HIV-Virus ›Human Immunodeficienc Virus‹ entscheidend mitverursacht. Das auf dem Blutweg übertragene HIV-Virus wurde 1983 entdeckt. Anfänglich als ›Lustseuche‹ bezeichnet, weil bei bestimmten sexuellen Praktiken, vor allem dem Oral- und Analverkehr, winzige Verletzungen auftreten können und das Virus übertragen werden kann, weiß man heute, daß die Ansteckungsgefahr weitaus größer ist. Bei Blutübertragungen oder dem Benutzen gleicher Kanülen, etwa bei Fixern, stecken sich inzwischen fast mehr Menschern an als beim Geschlechtsverkehr.

Gefährdete Risikogruppen sind Drogenabhängige, Homosexuelle, Heterosexuelle mit häufig wechselnden Sexualpartnern sowie Menschen, die mit Blutkonserven versorgt werden müssen. In Deutschland werden die Blutkonserven – nach einigen Skandalen – inzwischen recht gut kontrolliert, und das Risiko, sich etwa bei einer Operation zu infizieren, ist gering geworden. In den osteuropäischen Staaten und in den Ländern der Dritten Welt ist das Risiko wegen mangelnder Kontrollen und durch einen wachsenden schwarzen Markt für Blut dagegen relativ hoch.

Man geht davon aus, daß sich die Zahl der HIV-Infizierten in Europa etwa alle 9 Monate verdoppelt!

Das Virus kann einige Monate aber auch bis zu zehn Jahren im Körper schlummern, ehe es ausbricht. Die Symptome sind anfänglich nicht eindeutig und schwer zu erkennen. Häufig beginnt es mit unerklärlichem Leistungsabfall, Gewichtsabnahme, Müdigkeit und Fieberanfällen. Oft kommt Durchfall hinzu, und die Lymphdrüsen schwillen an. In der

Endphase treten Lymphome, Rektumkarzinome und Zungen- oder Kehlkopfkrebs auf. Je nach Konstitution des Patienten führen diese über einen kürzeren oder längeren Zeitraum zum Tod.

Was können Sauerkraut und -saft bewirken?

Natürlich sind weder Sauerkraut noch der daraus gepreßte Saft als Schutzmittel gegen AIDS anzusehen, doch weiß man, daß die Immunschwäche oft durch ein bereits geschwächtes Immunsystem wesentlich schneller ausbrechen kann. Hier ergeben sich durch die (rechtsdrehende) L(+)-Milchsäure zumindest unterstützende Möglichkeiten. Die Forschungen auf diesem Gebiet stecken noch in den Anfängen, doch weiß man bereits heute, daß die L(+)-Milchsäure bei der Symbioselenkung und somit der Stärkung des Immunsystems eine wichtige (positive) Rolle spielt.

Infektanfälligkeit. Es gibt Menschen, die häufiger krank sind als andere; in jedem Winter leiden sie an Erkältung, oft sogar mehrmals hintereinander. Grund für diese erhöhte Infektanfälligkeit kann ein weitverbreiteter Mangel an Vitaminen und Spurenelementen sein, die für die Funktion des Immunsystems unerläßlich sind. Demzufolge kann durch die gezielte Zufuhr der fehlenden Mikro-Nährstoffe eine Stärkung der körpereigenen Abwehrkräfte erreicht werden, und Wirkstoffe aus einer Heilpflanze unterstützen sie darin.

Was können Sauerkraut und -saft bewirken?

Gerade wenn Vitamine und Mineralstoffe fehlen, bieten sich das Kohlgemüse, das daraus gemachte frische Sauerkraut und Sauerkrautsaft als natürliche Lieferanten an. Vor allem die Vitamine der B-Gruppe, Vitamin C, Natrium, Kalium, Kalzium und Magnesium können durch milchsauer vergorenes Kraut und den daraus gewonnenen Saft leicht aufgenommen werden.

Ischias ist ein Sammelbegriff, hinter dem sich stark anhaltende Schmerzen im Hüftbereich verbergen. Die Schmerzen ziehen sich meist über das Gesäß und können bis zu den Knöcheln hinunterreichen, hinzu kommen auch noch plötzlich auftretende Stiche. Die Schmerzen treten als Folge von Erkältungen und Infektionen, aber auch bei großer Anstrengung, Stoffwechselerkrankungen und Schädigungen des Ischiasnervs auf. Den Grund für diese Hüftschmerzen muß stets ein Arzt feststellen, um dann die geeigneten Behandlungsmethoden einzuleiten.

Was können Sauerkraut und -saft bewirken?

Zur Unterstützung der ärztlichen Maßnahmen haben sich warme Hüftwickel mit Kohlauflage als sehr erfolgreich gezeigt. Weiterhin sollte man sich ins Bett legen, schwitzen und möglichst viel Ruhe haben. Die Ernährung sollte auf Obst und leichte Kost umgestellt werden. Sauerkraut wirkt während der Therapie unterstützend, weil es das Immunsystem positiv beeinflußt. Gerade bei Ischiasbeschwerden ist auch ein leichter Stuhlgang hilfreich, da starkes Pressen beim Stuhllassen die Schmerzen noch verstärkt. Sauerkraut und -saft stimulieren die Darmflora günstig und wirken Verstopfungsproblemen entgegen.

Krämpfe. Nahezu alle Stellen des menschlichen Körpers können von Krämpfen befallen werden. Ob Nieren- oder Magenkoliken, Muskel- oder Magenkrämpfe, in allen Fällen macht sich ein Krampf durch plötzlich einsetzende starke Schmerzen bemerkbar, die meist intervallartig auftreten. Die Gründe für Krämpfe können zahlreich sein und reichen vom einfachen Muskelkrampf bis hin zu schwersten Erkrankungen. Ein Wundermittel gegen alle Arten von Krämpfen gibt es leider noch nicht. Auch genügt es in den meisten Fällen nicht, nur etwas gegen den Schmerz zu unternehmen, sondern man muß dem Auslöser für den Krampf auf die Spur kommen und ihn beseitigen. Dies ist die Aufgabe des Arztes.

Was können Sauerkraut und -saft bewirken?

Eine häufige, meist durch Blähungen hervorgerufene Form von Krämpfen sind beispielsweise Magenkoliken, die mitunter sehr schmerzhaft sein können. Eine Magenkolik ist keine eigentliche Krankheit, sondern ein Symptom, das auf eine Erkrankung im Magen-Darmbereich hinweist. Welche Ursache die Kolik auslöst, kann nur ein Arzt feststellen und behandeln. Gegen die Schmerzen empfiehlt die Volksmedizin unter anderem Bauchauflagen mit Kohlblättern sowie Sauerkrautsaft über zwei bis drei Tage hinweg.

Krebsvorbeugung. Im allgemeinen Sprachgebrauch werden alle bösartigen Geschwulst- und Systemerkrankungen als Karzinome (krebsartig) bezeichnet. Jeder Körperteil, jedes Organ und jedes Gewebeteilchen besteht aus Zellen, die in ein unkontrolliertes, wucherndes Wachstum übergehen können, das wir dann volkstümlich ›Krebs‹ nennen. Die Wissenschaft forscht seit Jahrzehnten nach Auslösern und Mitteln gegen Krebserkrankungen und hat auch bereits große Fortschritte gemacht, doch das ›ultimative Wundermittel‹ ist bis jetzt noch nicht gefunden.

Das Heimtückische an Krebserkrankungen ist, daß sie durch eine Kette von unterschiedlichen Reizen in Gang gesetzt werden, die erst nach langjährigem Wirken im Verborgenen dann irgendwann ausbrechen. Zu den bisher erkannten Auslösern gehören vor allem:

- UV- und ionisierende Strahlen,
- chemische Substanzen,
- bestimmte Medikamente,
- genetische Probleme und Störungen,
- hormonelle Ursachen,
- bestimmte Viren,
- sogenannte ›Freie Radikale‹.

So verschiedene weitverbreitete Erkrankungen wie Arteriosklerose und Krebs, Multiple Sklerose und Alzheimer-Krankheit, Grauer Star, chronische Polyarthritis und andere entzündlichrheumatische Erkrankungen des Stütz- und Bewegungsapparates, vorzeitige Alterung auch der Haut haben eines gemeinsam: Freie Radikale sind stets daran beteiligt. Dies sind hochreaktive Atome oder Moleküle, die ein ungepaartes und daher aggressives Elektron besitzen. Sie reagieren mit anderen Molekülen, indem sie diesen ein Elektron entreißen. Dabei kommt es häufig zu andauernden negativen Kettenreaktionen, die verschiedenste Körpersubstanzen schädigen, auch die Membran der Zelle als deren äußere Schutzhülle, und dann das Erbgut im Zellkern. Freie Radikale entstehen ständig im Körper bei der Zellatmung, bei jeder Entzündung, im gesunden und häufiger noch im kranken Stoffwechsel. Von außen werden sie mit Zigarettenrauch, Arzneistoffen, Umweltgiften und durch Nahrungsmittel zugeführt. Um Schaden für die Gesundheit abzuwenden, gibt es körpereigene Abwehrmechanismen, die jedoch in der heutigen Zeit häufig überfordert werden und die infolge eines Vitamin- und Mineralstoffmangels nicht mehr so aktiv sind.

Inzwischen hat die Forschung erkannt, daß auch bestimmte, in Nahrungspflanzen enthaltenen Bioaktiv-Stoffe diese Freien Radikalen bekämpfen können. Von den 10 bedeutendsten Stoffgruppen sind nahezu alle antioxidativ, das heißt sie wehren die sogenannten Freien Radikale ab, die verantwortlich für die Zerstörung des Zellkerns sind und unter anderem Krebs auslösen können. Der Organismus verfügt zwar über natürliche Killerzellen, doch bei starker Abwehrschwäche nehmen die Krebszellen schnell die Oberhand

Was können Sauerkraut und -saft bewirken?

Wie bereits in der Einführung zu diesem Buch erwähnt, haben mehrere Studien, darunter eine an der Universität Gießen, erwiesen, daß sich Sauerkraut und die koreanische Variante Kimchi besonders gut zur Krebsvorbeugung eignen. Gerade beim Coloncarzinom (Darmkrebsvariante) zeigt sich, daß die Erkrankungsrate in Korea am niedrigsten liegt. Dort werden täglich etwa 200 g Kimchi gegessen. Da sich diese Art des milchvergorenen Krauts über Jahrhunderte hinweg in Korea als Essensbeilage einen ähnlichen Platz erkämpft hat wie in Norddeutschland etwa Kartoffeln, im Schwabenland Spätzle oder in Bayern Knödel, bietet sich auf diesem Sektor eine große Möglichkeit für Sauerkrautsaft und die daraus gewonnenen Präparate. So kann man einen Großteil der krebsvorbeugenden Wirkstoffe aufnehmen, ohne Sauerkraut zu seinem täglichen Hauptnahrungsmittel erklären zu müssen.

Kreislaufbeschwerden äußern sich meistens durch eine unmittelbare Schwächung des Kreislaufes. Hierbei wird das Gesicht gelb bis grau, es treten Ringe unter den Augen hervor, man fühlt sich müde und abgespannt, Schweißausbrüche können hinzukommen, ebenso Ohnmachtsanfälle und Schwindelgefühl. Meist sind Infektionskrankheiten die Auslöser für ein Absinken des Blutdrucks, es können aber auch Eiterherde im Körper, Vergiftungen, Drogenmißbrauch, Verletzungen, starke Unterkühlung, Schockzustände, Überanstrengung sowie psychische Störungen sein. Die Diagnose der Ursachen und die Verordnung einer geeigneten Therapie sollte ein Arzt vornehmen.

Was können Sauerkraut und -saft bewirken?

Als unterstützende Maßnahmen sollte zuerst eine Ernährungsumstellung auf vitaminreiche Pflanzenkost erfolgen. Hierzu zählt das Sauerkraut. Die Essensmenge der einzelnen Mahlzeiten sollte reduziert werden, dafür können Sie mehrmals am Tag Nahrung zu sich nehmen.

Die Hausapotheke der Volksmedizin sieht Säfte von Melisse, Karotten, Petersilie, Rote Bete, Sauerkraut, Sellerie und Spinat als kreislaufberuhigend an.

Wie man seit kurzem weiß, ist in Sauerkraut und -saft auch der Wirkstoff Acetylcholin enthalten, dem eine beruhigende Wirkung auf das vegetative Nervensystem zugesprochen wird. Gerade bei Kreislaufbeschwerden ist es wichtig, dieses unbewußte Nervensystem zu stützen und gegebenenfalls zu stabilisieren. Hierzu werden bereits Kuren mit Sauerkraut und/oder -saft über mehrere Monate hinweg verordnet.

Magen- und Darm-Erkrankungen. Zu Beschwerden im Magen-Darm-Bereich kann es aus zahlreichen Gründen kommen. Häufig wirken Streß, Sorgen und Probleme im privaten oder beruflichen Bereich als Auslöser für Magenschmerzen, Appetitlosigkeit oder Bauchweh. Aber auch übermäßiger Genuß von Rauschmitteln, Alkohol und Nikotin können diese Beschwerden hervorrufen. Vor allem ist aber unsere so weitverbreitete denaturierte Ernährung mit fehlenden Ballaststoffen der Hauptauslöser. Sollten die Beschwerden chronisch sein oder in unregelmäßigen Abständen immer wiederkommen, müssen Sie unbedingt einen Arzt aufsuchen. Bei leichteren Beschwerden hilft die alte Hausapotheke meist rasch.

Was können Sauerkraut und -saft bewirken?

Wie wirksam Kohl, Sauerkraut und -saft bei Erkrankungen des Magens und des Darmbereichs sein können, muß nicht im einzelnen erläutert werden, denn dies ist in der Volksmedizin bereits seit Jahrtausenden bekannt. Untermauert werden diese Erkenntnisse in unserer Zeit aber durch das Wissen um den ›Anti-Ulcus-Faktor‹ (siehe hierzu unter *Geschwür*) im Kampf gegen Magen- und Darm-Geschwüre und die Entdeckung der ›sekundären Pflanzenstoffe‹ und ihrer antimikrobiellen und antioxidativen Schutzfunktionen (siehe hierzu *sekundäre Pflanzenstoffe*).

Nervosität. Vor allem in unserer heutigen, meist schnelllebigen und auf Erfolgszwang aufgebauten Zeit mehren sich die psychischen Erkrankungen rapide, so auch die Nervosität, die meist seelische Gründe hat. Häufig treten auch bei oder nach schweren Krankheiten oder Unfällen nervöse Reaktionen auf, die in schweren Fällen chronisch werden können. Ebenso kann Nervosität die Folge von Drogenmißbrauch sein, wobei vor allem Alkohol häufig nervöse Reaktionen erzeugt. Aber auch ein schlechtes Gewissen hat schon so manchen nervös gemacht.

Nervosität äußert sich meist durch starke körperliche, aber auch innere Unruhe aus, zu der sich alle möglichen Krankheiten und Leiden gesellen können. In vielen Fällen kommen Schlaflosigkeit, Kopfschmerzen, Reizbarkeit sowie Angstzustände und Selbstzweifel hinzu. Die inneren Organe werden bekanntlich vom vegetativen Nervensystem gesteuert. Ist letzteres überreizt, dann kommt es zu vorübergehenden oder länger anhaltenden nervösen Störungen im ganzen Körper (allgemeine Nervosität) und im Bereich eines bestimmten Organs (nervöser Magen, Reizkolon etc.). Nervosität äußert sich durch Unruhe, Überempfindlichkeit, Herzklopfen, Magenkrämpfe, Schlafstörungen, Schwindel oder ein nervöses Zucken der Augenlider. Bluthochdruck, Verstopfung und Durchfall können ebenfalls zu den Begleiterscheinungen gehören. Grundsätzlich sollte häufiger auftretende oder chronische Nervosität vom Facharzt behandelt werden. Eine wirkliche Heilung nervöser Störungen kann nur erfolgen, wenn die auslösenden Umstände, seien sie körperlicher oder seelischer Art, beseitigt werden.

Was können Sauerkraut und -saft bewirken?

Wie wir inzwischen wissen, wirkt eine Substanz des Sauerkrauts, Acetycholin genannt, positiv auf das vegetative Nervensystem und als Regulator bei der Hormonbildung. In der Volksmedizin wurden Kohl, Sauerkraut und -saft schon immer bei nervösen Zuständen als Heilmittel empfohlen, und es gibt die unterschiedlichsten Anweisungen für Kraut- und Saftkuren, die über 7 bis 10 Tage bis hin zu drei Monaten durchgeführt werden sollen. Hier bieten sich Einsatzmöglichkeiten für den Sauerkrautsaft und die daraus gewonnenen Präparate.

Neuralgie ist eine Bezeichnung für Schmerzen im Versorgungsgebiet bestimmter Nerven. Die am häufigsten betroffenen Körperstellen sind der Gesichtsbereich sowie die Ischiasregion.

Die Krankheitsauslöser sind vielfältig:

- Entzündungen,
- Geschwülste,
- Reizgifte,
- Vergiftungen,
- Verschlackung,
- Streß,
- seelische Belastungen.

Gemeinsam ist aber, daß stets eine Belastung oder auch Reizung des betroffenen Nervs vorliegt. Neuralgien äußern sich durch heftig bohrende oder stechende Schmerzen von kurzer Dauer, die meist anfallartig mehrmals täglich auftreten.

Was können Sauerkraut und -saft bewirken?

Neben den sekundären Pflanzenstoffen ist es vor allem das Kalzium im Sauerkraut, das sich bei Neuralgien positiv auswirkt. Kalzium erfüllt wichtige Aufgaben im Nervenstoffwechsel. Ebenso ist hier das Vitamin B_6 zu nennen, das an zahlreichen Stoffwechselvorgängen beteiligt ist.

Rheuma ist der allgemein verwendete Kurzbegriff für ›Gelenkrheuma‹, eine Gelenkentzündung, die meist durch Bakterien oder Degeneration verursacht wird. Der Fachausdruck ist ›Arthritis‹. In der Medizin unterscheidet man zwischen zwei Arten von Arthritis: *Polyarthritis acuta rheumatica,* also dem akuten Gelenkrheuma, und *Polyarthritis chronica rheumatica,* dem chronischen Gelenkrheuma.

Ein akutes Gelenkrheuma zeichnet sich meist am Anfang durch plötzliches, hohes Fieber mit Schüttelfrostanfällen und starken Gelenkschmerzen aus. Hinzu kommt eine Rötung der erkrankten Gelenke, während die restliche Haut blaß wird. Auch schwellen die erkrankten Gelenke sichtbar an. Bei Fortschreiten der Krankheit steigern sich die Schmerzen ins fast Unerträgliche, und man muß den Patienten, vor allem im kindlichen Alter, im wahrsten Sinne des Wortes ›in Watte packen‹. Weitere Nebenerscheinungen können Appetitlosigkeit, Verdauungsstörungen und Durchfall sein, aber auch weitaus schlimmere Erkrankungen wie Herzklappenfehler oder Nierenentzündungen. Um zu verhindern, daß aus einem akuten Rheuma ein chronisches wird, sollten Sie bei den ersten Anzeichen der Erkrankung einen Arzt aufsuchen.

Was können Sauerkraut und -saft bewirken?

In der Volksmedizin werden Kohlumschläge oder Sauerkrautauflagen über Nacht empfohlen. Sie sollen auf die schmerzenden Stellen aufgelegt und mit Tüchern fixiert werden.

Schlafstörungen sind in unserer oft hektischen Zeit seit Jahren immer häufiger zu verzeichnen. Die Gründe, die sowohl körperlicher als auch seelischer Art sind, sind zahlreich. Die Pharmaindustrie macht es vielen leicht, sich in den für den Körper unbedingt nötigen Schlaf zu finden, indem sie ungezählte Schlafmittel weltweit anbietet. Das kann aber auf Dauer keine Lösung gegen Schlafstörungen sein, da andauernder Medikamentengenuß nicht gesund sein kann! Die genauen Gründe für die Schlafstörungen müssen entdeckt und abgestellt werden, erst dann wird der Patient wieder zur Ruhe kommen. Hier kann oft nur ein Arzt oder Psychiater Hilfe leisten. Bei leichteren, nichtchronischen Schlafstörungen kann auch die Ernährung eine Rolle spielen: Fette Speisen am Abend, zu viele Süßigkeiten und fettige Kartoffelchips so wie ein überfüllter Magen haben schon manchen um seine Nachtruhe gebracht.

Was können Sauerkraut und -saft bewirken?

Vor allem bei ernährungsbedingten Schlafstörungen kann Sauerkraut (und sein Saft) rasche Hilfe bringen, weil es den Darm entlastet. In der Volksmedizin wird ein halbes Glas Sauerkrautsaft am Abend als beruhigendes und schlafförderndes Mittel empfohlen

Sodbrennen ist jenes unangenehm stechende Gefühl in der Speiseröhre, wenn die Magensäure nach oben drängt. Neben falscher und zu fetter Ernährung können auch Erkrankungen im Magen-Darm-Trakt Sodbrennen auslösen. Nach neuen Erkenntnissen weiß man aber auch, daß übermäßiger Kaffeekonsum, starkes Rauchen sowie psychischer und seelischer Streß auslösende Faktoren sind.

Was können Sauerkraut und -saft bewirken?

Ein altes Hausmittel gegen Sodbrennen ist ein Glas mit Wasser und Sauerkrautsaft im gleichen Verhältnis gemischt. Es mag paradox klingen, ein Säureproblem der Speiseröhre mit einer anderen Säure zu bekämpfen, doch zahlreiche Menschen in aller Welt schwören auf diese Methode.

Streß hat als einer der größten Krankheitserreger unserer Zeit seinen unaufhaltsamen Vormarsch seit Jahren angetreten. Streß drückt sich äußerlich meist durch starke Gereiztheit, Hektik, nervöse Handlungen und allgemeines körperliches Unbehagen aus. Hinzu kommen Kopfschmerzen, Appetitlosigkeit, ansteigender Blutdruck und Kreislaufprobleme. In schweren Fällen treten Schlafbeschwerden und Herzerkrankungen auf, die bis zum Infarkt führen können. Zwar werden in fast allen neuen Heilbüchern zahlreiche Ratschläge erteilt, wie man den Streß abbauen oder gar nicht erst aufkommen lassen kann, doch das ist alles blasse Theorie, denn Streß ist nicht für jeden Menschen gleich Streß. Zwar sind die häufigsten Auslöser meist Druck und Zwänge, die sich aus dem beruflichen oder privaten Bereich ergeben, doch können sich bestimmte Dinge auf zwei verschiedene Personen völlig unterschiedlich auswirken.

Was können Sauerkraut und -saft bewirken?

Die einzige Möglichkeit, aufkommenden Streß und die damit verbundene Hektik zu unterdrücken, bieten Hausmittel wie Baldrian, Lavendel, Kamille, Sauerkraut und Melisse an, denn sie wirken beruhigend.

Wie wir inzwischen ebenfalls wissen, wirkt eine Substanz des Sauerkrauts, Acetycholin genannt, positiv auf das vegetative Nervensystem und reguliert außerdem die Hormonbildung. In der Volksmedizin wurden Kohl, Sauerkraut und -saft schon immer bei nervösen Zuständen als Heilmittel empfohlen, und es gibt die unterschiedlichsten Anweisungen für Kraut- und Saftkuren. Hier bieten sich ebenfalls Einsatzmöglichkeiten für den Sauerkrautsaft und die daraus gewonnenen Präparate.

Venenentzündungen können sehr schmerzhaft verlaufen. Häufig verhärten sich die entzündeten Venenstränge, meist im Bereich der Beine, oft bei Krampfadern, und beginnen zu schmerzen. Die Lymphknoten schwellen an, und es kommt zu Fieber. In schweren Fällen ist der so Erkrankte kaum noch gehfähig. Meist entstehen diese Entzündungen als Bakterieninfektion anderer Krankheiten im Körper.

Sie sollten, wenn eine Venenentzündung erkennbar ist, unverzüglich einen Arzt aufsuchen, da eine Behandlung so früh wie möglich einsetzen sollte. Auch müssen alle Selbsthilfemaßnahmen mit dem behandelnden Arzt abgesprochen werden, da es bei falscher Behandlung zu Thrombosenbildung kommen kann.

Was können Sauerkraut und -saft bewirken?

Da als therapieunterstützende Maßnahme meist eine Ernährungsumstellung auf Obst und Rohkost verordnet wird, bietet sich hier Sauerkraut als ballaststoffreiches Nahrungsmittel an. Ebenso sind die antibakteriellen und antitoxischen Wirkungen des sauren Krautes und seines Saftes in der Volksmedizin therapieunterstützend erwünscht.

Verdauungsstörungen führen zu Magen- und Darmverstimmungen (Sodbrennen, Blähungen, Verstopfung, Durchfall usw.), die leicht zu vermeiden sind, wenn man sich an bestimmte Ernährungsgrundsätze und Eßregeln hält. Auf die Dauer werden die am Stoffwechsel besonders beteiligten Organe – Leber, Galle und Bauchspeicheldrüse – überlastet, und ihre Funktionsschwäche kann zu folgenschweren Stoffwechselkrankheiten (Darmkrebs, Arthritis, Gicht usw.) führen. Zu Verdauungsstörungen kann es schon deshalb kommen, weil die verzehrten Speisen nicht zueinander passen. Fleisch wird beispielsweise in saurer Lösung verdaut, stärkehaltige Speisen dagegen in alkalischem Milieu. Blähungen sind zum Teil darauf zurückzuführen. Die Verdauung erfolgt viel leichter, wenn die Verdauungssäfte nur eine Nahrungsmittelart zu verarbeiten haben. Auf dieser Erkenntnis beruht die Trennkost, die auf eine möglichst große Trennung von eiweiß- und kohlenhydrathaltigen Nahrungsmitteln hinzielt.

Was können Sauerkraut und -saft bewirken?

Hier ist noch einmal das Acetylcholin zu erwähnen, das mit 10 mg je 100 g Sauerkraut reichlich enthalten ist. Es regt unter anderem die Speichelsekretion an und läßt so bereits im Mundraum die ersten wichtigen Verdauungsenzyme wirken. Im weiteren Verlauf der Nahrungswanderung durch den gesamten Darmtrakt aktiviert das Acetylcholin weitere Verdauungsenzyme in der Bauchspeicheldrüse und regt die Darmperistaltik an. Sauerkraut ist eines der besten Naturmittel gegen Verdauungsstörungen, das gilt auch für den Sauerkrautsaft und die daraus gewonnenen Produkte.

Zucherkrankheit, Fachbegriff *Diabetes mellitus,* liegt vor, wenn zuviel Glykose (oder Blutzucker) im Blut enthalten ist. Insulin, ein Hormon der Bauchspeicheldrüse, ist für die Zuckerverwertung im Organismus zuständig. Bei Zuckerkranken hat Insulin Schwierigkeiten, in das Blut zu kommen, oder assimiliert den Blutzucker schlecht. Insofern gehört Diabetes zu den sogenannten Stoffwechselkrankheiten.

Diabetes kann aber auch als Zivilisationskrankheit angesehen werden. Neben dem sogenannten Jugenddiabetes (Typ 1), der bereits in jungen Jahren auftritt und durch eine mangelnde Insulinabsonderung der Bauchspeicheldrüse gekennzeichnet ist, ist der Alterszucker (Typ 2) im Aufwind und dürfte mittlerweile annähernd 3 Millionen Bundesbürger – in vielen Fällen Übergewichtige – betreffen. Es ist bezeichnend, daß nach dem Krieg diese Form von Diabetes kaum auftrat. Durch Überernährung ist das vorhandene Insulin nicht mehr in der Lage, das Überangebot zu verwerten (alimentare Diabetes). Zu diesem Risikofaktor kommen Dauerstreß und vor allem mangelnde Bewegung sowie mangelnde körperliche Tätigkeit hinzu.

Was können Sauerkraut und -saft bewirken?

Sauerkraut hat inzwischen einen festen Platz in der Diabetiker-Ernährung eingenommen. Da mehr als zwei Drittel aller Typ 2-Diabetiker übergewichtig sind, bietet sich ihnen mit dem sauren Kraut ein kalorienarmes Nahrungsmittel.

Fertig gekauft oder selbst gemacht?

Diese Frage muß jede Hausfrau und jeder Hausmann für sich selbst beantworten, denn es gehört nicht nur ein kleines Grundwissen zur eigenen Sauerkrautherstellung, es müssen auch die geeigneten Räumlichkeiten vorhanden sein. In einem Ein-Zimmer-Appartment wird man wohl kaum die jeweils richtigen Temperaturen für den Gärprozeß herstellen können, ohne selbst Einschränkungen an Wohnqualität hinnehmen zu müssen. Ebenso ist es wichtig, bereits das richtige Ausgangsprodukt für die Sauerkrautherstellung auszuwählen, denn nicht jeder Weißkohl ist auch gleichzeitig ein gesundes Nahrungsmittel!

Als ich vor einigen Jahren in der Gegend um Stuttgart weilte und mir einmal ansah, wo der Kohl für das in der Gegend so berühmte ›Filderkraut‹ teilweise geerntet wurde, war ich ein wenig entsetzt. Einige der Kohlfelder lagen nicht unweit der vielbefahrenen Autobahn A 8 und des Flughafens Stuttgart-Echterdingen. Ein dort angebauter Kohl muß sich meines Erachtens durch eine überaus hohe Bleikonzentration auszeichnen, die in einem Nahrungsmittel nicht gerade erwünscht ist. Auch Belastungen des Kohlgemüses durch Dünge- und Pflanzenschutzmittel mindern die Qualität und können zu ungewünschten Nebenwirkungen wie beispielsweise Allergien führen.

Wichtig ist, daß der Kohl als Grundlage für das Sauerkraut aus biologisch reinem Anbau stammt und nicht unnötig mit Schadstoffen belastet ist. Bei den Herstellern in Deutschland, Österreich und der Schweiz kann man davon ausgehen, daß sie nur einwandfreien Kohl verwenden, da die eigenen Kontrollen der Betriebe meist recht streng sind.

Was beim Einkauf zu beachten ist

Die häufigste und meist auch preisgünstigste Form des im Handel angebotenen Sauerkrauts ist die Konserve. So eingedost und den kritischen Augen des Käufers verborgen, kann das Kraut allerdings nicht nach den eigentlichen Qualitätskriterien wie Geruch, Geschmack, Farbe und Textur ausgesucht werden.

Bei offen angebotenem Kraut kann man bereits an der Farbe eine erste Vorauswahl treffen: Sie soll hellbeige bis hellbraun und möglichst gleichmäßig sein. Auch die Textur, hier wird ebenfalls Wert auf Einheitlichkeit gelegt, gibt Auskunft über die Güte. Der Geruch soll leicht säuerlich, aber aromatisch sein und wird von den verwendeten und erlaubten Zusätzen wie Wein, Champagner oder auch verschiedenen Obstarten mitgeprägt. Beim Geschmackstest soll ein gutes Kraut nicht zu säuerlich schmecken und über eine gewisse Restsüße verfügen.

Diese Kriterien entfallen alle bei der Auswahl einer Konserve. In diesem Fall ist man auf die Angaben des Herstellers auf der Verpackung angewiesen. Da in Europa bereits seit Ende des 19. Jahrhunderts eine industrielle Sauerkrautfertigung betrieben wird, unterliegt auch dieses Lebensmittel strengen Richtlinien. So ist beispielsweise in Deutschland, dem ›Sauerkraut-Mutterland‹ genau festgelegt, was Sauerkraut eigentlich ist, bzw. sein darf:

- ein Erzeugnis, das aus annähernd gleichmäßig geschnittenen Streifen Weißkohl,
- nach Zusatz von Kochsalz,
- ausschließlich durch natürliche Gärungsvorgänge (Milchsäuregärung) entsteht.
- Hierbei darf nur gesunder und sauberer Weißkohl verwendet werden.
- Vor der Verarbeitung müssen grüne Blätter und faule Stellen entfernt werden.

Als Zusätze sind erlaubt:

- Kochsalz oder gesättigte Salzlake,
- Gewürze, Essenzen und Kräuter mit natürlichen Aromastoffen,
- Zucker, Zuckeraustauschstoff,
- Ascorbinsäure,
- Wein, Sekt oder Champagner,
- verschiedene Obstsorten.

Sämtliche verwendeten Zusätze müssen auf der Verpackung gekennzeichnet sein.

Das nächste, für die Heilwirkungen des Krautes äußerst wichtige Kriterium betrifft die Verarbeitung der Konserve. Häufig wird ›pasteurisiertes‹ oder ›sterilisiertes‹ Sauerkraut verkauft. Durch diese Hitzebehandlung werden Enzyme und Mikroorganismen abgetötet und Vitamine in ihrer Wirkung reduziert. Das solcherart wärmebehandelte Sauerkraut muß dann auch mit den Begriffen ›pasteurisiert‹ oder ›sterilisiert‹ gekennzeichnet sein. Es gibt aber auch die Bezeichnung ›Delikatessauerkraut‹, die etwas verwirrend ist, denn auch dieses Kraut ist pasteurisiert, also wärmebehandelt.

Natürlich konserviertes Kraut wird meist mit den Begriffen ›frisch‹, ›Frischkost‹ oder ›faßfrisch‹ gekennzeichnet. Hier kann man sicher gehen, nicht wärmebehandeltes Sauerkraut zu bekommen. Finden Sie auf einer Verpackung die Begriffe ›mit natürlichem Vitamin C‹ oder ›Vitamin C-haltig‹, so beträgt der Anteil des Vitamins mindestens 20 mg je 100 g Preßlake.

Die eigene Sauerkrautherstellung

Da Sauerkraut inzwischen verzehrfertig in allen Varianten und dazu noch recht preisgünstig angeboten wird, lohnt sich die eigene Produktion eigentlich nur noch für die echten ›Sauerkrautfans‹, die eigene ›Kompositionen‹ herstellen und dabei sichergehen wollen, kein wärmebehandeltes Kraut zu erhalten, oder für diejenigen Menschen, die sicher gehen wollen, welche Kohlsorte verarbeitet wurde.

Die eigene Sauerkrautproduktion ist nicht besonders schwierig, es gilt nur, einige Regeln zu beachten und das richtige ›Arbeitsgerät‹ zu verwenden. Folgende Gerätschaften werden benötigt:

- Krauthobel,
- Kraut-Gärtopf mit Abdeckgewichten,
- Stampfer,
- große Schüssel,
- Strunk-Ausschneider oder ein scharfes Messer.

Diese Geräte sind in zahlreichen Haushaltwarengeschäften (vor allem in ländlichen Gegenden) erhältlich.

Die Krautherstellung beginnt bereits bei der sorgfältigen Vorarbeit:

- Zuerst werden die äußeren (welken) Blätter vom Kohlkopf entfernt, danach der Strunk aus der Mitte mit dem Strunk-Ausschneider oder einem scharfen Messer herausgeschnitten.
- Nun kommt der Krauthobel zum Einsatz. Man nimmt den Kohlkopf mit der angeschnittenen Fläche nach unten und reibt den Krautschnitt in eine große Schüssel. Als Faustformel kann man davon ausgehen, daß man je 10 Liter Gärtopfinhalt etwa 6 bis 8 kg Kohlköpfe benötigt.
- Hat man eine Lage für den Gärtopf gehobelt, füllt man diese in den Topf, streut Salz darüber, für ein Kilo Kraut werden etwa 10 bis 15 g Salz benötigt, um die richtige Lakenmischung zu bekommen.
- Nun wird der Stampfer erstmals eingesetzt. Das Kraut muß fest gestampft werden, bis der Zellsaft austritt.
- Nun wird die nächste Lage Kraut gehobelt, eingelegt, gesalzen und gestampft und so weiter, bis der Topf etwa zu 80% gefüllt ist. Nie ganz füllen, denn die entstehende Kohlensäure und auch die Topfabdeckung benötigen etwas Platz!
- Wenn Sie bis dahin richtig gearbeitet haben, ist das Kraut völlig von der Lake bedeckt. Nun werden die beiden halb-

kreisförmigen Abdeckgewichte aufgelegt, die dann ebenfalls von der Lake gut bedeckt sein sollten. Hat sich nicht genug Lake entwickelt, kann etwas kaltes Salzwasser (1 prozentige Lösung) zugegossen werden.

- Nun wird der Deckel auf das Gärgefäß gegeben und etwas Wasser in die spezielle Rinne auf der Gefäßoberseite gegossen. Das Wasser verschließt den Topf dann luftdicht, und der bei der Gärung entstehende Überdruck kann dennoch in Form von Blasen entweichen. Hierbei sollte man besonders sorgfältig vorgehen, denn es könnten sonst Hefen oder bestimmte Keime eindringen, die den gesamten Vorgang stören und das Kraut ungenießbar machen.
- Zwei bis drei Tage muß der Topf nun bei Zimmertemperatur ruhen, dann wird er an einen etwas kühleren Ort (etwa 18° Celsius) gebracht.
- Rund drei Wochen dauert es nun, bis man den Gärtopf öffnen kann, und weitere drei Wochen vergehen, bis das Sauerkraut dann genußfertig ist.

Lagerungshinweise

Während der gesamten Zeit, die das Kraut im Topf verbleibt, also gewissermaßen, bis es aufgegessen ist, sollte der Topf luftdicht verschlossen sein und nur kurz, zur Entnahme einer größeren Krautportion, geöffnet werden. Es ist wichtig, immer wieder Wasser in die Rinne zu gießen, damit der Verschluß luftdicht bleibt, denn der Luftsauerstoff ist schädlich für die Milchbakterien.

Am besten lagert man Sauerkraut kühl, möglicherweise in einem Keller bei gleichbleibend niedrigen Temperaturen.

Ist das Sauerkraut etwas trocken und nicht völlig von Lake bedeckt, kann man mit etwas kalter Salzlösung auffüllen.

Um die Sauerstoffzufuhr so niedrig wie möglich zu halten, empfiehlt es sich, jeweils die Sauerkrautmenge zu entnehmen, die man für mehrere Tage (bis zu einer Woche) benötigt. Diese kann man dann leicht bis zum endgültigen Verzehr gut verschlossen im Kühlschrank aufbewahren.

Ist der Krauttopf dann leer, muß er äußerst sorgfältig gereinigt werden, um das Ansiedeln von Schimmelpilzen zu verhindern. Dies gilt natürlich auch für alle anderen Gerätschaften wie Krauthobel, Stampfer oder Schüssel.

Für die Haltbarkeitsdauer ist der verarbeitete Kohl mitverantwortlich. Frühjahrskohl hält verschlossen meist nur zwei bis drei Monate, während Herbstkohl bis zu zwei Jahren verschlossen gelagert werden kann. Dies sind natürlich nur Richtwerte, denn auch die Kohlsorte ist mitentscheidend.

Will man Kraut besonders lange lagern, empfiehlt es sich, einen Behälter mit frisch vergorenem Kraut völlig zu füllen und dann luftdicht zu verschließen.

Noch einen wichtigen Tip zum Schluß: Gießen Sie niemals Lake vom Sauerkraut ab, denn sie enthält die wichtigen Stoffe und Substanzen.

Sauerkraut – eine Bereicherung für jeden Speiseplan

Wenn Sie Ihr Sauerkraut nun selbst hergestellt oder auch gut eingekauft haben, nachfolgend noch ein paar Rezepte für die Zubereitung. Es würde den Rahmen dieses Buches bei weitem sprengen, würde man versuchen, alle Sauerkraut-Kochrichtungen hier aufführen zu wollen.

Natürlich handelt es sich bei den aufgeführten Kochvorschlägen nur um Anleitungen, die Sie nach eigenem Geschmack zubereiten, würzen und verfeinern können. Und nun viel Spaß beim Zubereiten und Essen!

Sauerkraut-Rohkostsalat

Zutaten:

ca. 450 g Sauerkraut
2 mittelgroße Äpfel
2 EL Rosinen
2 EL Öl
etwas Zucker
2 EL gehackte Walnüsse
125 g Magerjoghurt (oder Quark)
Saft einer halben Zitrone

Zubereitung:

Äpfel schälen, Kerngehäuse entfernen, in Würfel schneiden und mit dem Zitronensaft beträufeln. Das Sauerkraut etwas lockern. Jetzt die Rosinen waschen, abtropfen lassen und mit Öl und Zucker vermischen. Dabei eventuell mit etwas Pfeffer und Salz abschmecken. Rund 15–20 Minuten ziehen lassen. Alles in eine Schüssel geben und den Magerjoghurt unterziehen, dann kühl stellen. Kurz vor dem Servieren mit den gehackten Nüssen bestreuen.

Krautsalat Kreta

Zutaten: *1 mittlerer Weißkohl*
2 Pepperoni, mittelscharf
1 EL Olivenöl
2 EL Kräuteressig
etwas frischer Zitronensaft
etwas Salz
etwas Pfeffer

Zubereitung:

Den Weißkohl kleinschnitzeln und kurz blanchieren, nicht zu weich werden lassen. Nach dem Wasserbad gut abtropfen lassen, möglichst etwas ausdrücken. In eine große Schüssel geben. Die Pepperoni in kleine Schnitzel schneiden, dann alle Zutaten hinzugeben, gut miteinander vermengen und abschmecken. Danach kühl stellen und gut durchziehen lassen.

Sauerkraut püriert

Zutaten: *200 g Sauerkraut*
½ l Gemüse- oder Hühnerbrühe
1 EL Honig
etwas Curry
1 TL Kümmel
½ Tasse Sahne

Zubereitung:

Einen halben Liter Brühe aus dem Würfel oder aus dem Glas ansetzen und das Sauerkraut plus Kümmel eine Viertelstunde leise darin köcheln. Sauerkraut im Mixer pürieren und zurück in den Topf kippen. Dazu kommt die Sahne. Mit dem Honig und etwas Curry abschmecken. Zehn Minuten weiterköcheln, dann ist es servierfertig.

Paprika-Sauerkraut-Goulasch

Zutaten:
500 g Rinderfilet, geschnitten
500 g frisches Sauerkraut
1 mittelgroße Paprikaschote, rot
2 Tomaten
1 EL Pilze, getrocknet
2 mittelgroße Zwiebeln
etwas Butter zum Anbraten
etwas Salz
etwas Pfeffer
1 Prise Paprika, edelsüß

Zubereitung:
Das Fleisch waschen und in mundgerechte Stücke schneiden, dann die Butter in einer Pfanne erhitzen. Das Fleisch zugeben, gut würzen und kräftig anbraten. Die kleingewürfelte Zwiebel hinzugeben und mit etwas Wasser ablöschen. Auf kleiner Flamme ca. 20–25 Minuten schmoren. Nun die Paprikaschote kleinschneiden und die Pilze zugeben und mitschmoren. Die Tomaten waschen und achteln. Kurz bevor das Fleisch weich ist, die Tomatenstücke zugeben und deren Saft einschmoren lassen.

Das Sauerkraut mit einer kleingewürfelten Zwiebel weichkochen. Den Gulasch dann mit dem Sauerkraut servieren.

Krautsuppe spezial

Zutaten:
400 g Hackfleisch
400 g Sauerkraut
2 kleine Zwiebeln
3 Essiggurken
1 l Fleischbrühe
ca. 250 ml fertige Schaschliksoße
1 kleine Dose Champignonstücke
etwas Pfeffer
etwas Salz

Zubereitung:

Zwiebeln würfeln, Essiggurken kleinschneiden, anschließend alles mit dem Sauerkraut andünsten. Dann die Fleischbrühe und die Schaschliksoße dazugeben, gut umrühren.
Inzwischen das Hackfleisch in einer Pfanne gut anbraten und würzen, dann zusammen mit den Champignonstücken in die Suppe geben und alles etwa 10 bis 12 Minuten lang kochen. Dabei nach Bedarf abschmecken.

Goulasch Szegediner Art

Zutaten:

500 g mageres Rindfleisch
500 g Sauerkraut
3–4 mittelgroße Zwiebeln
1 EL Pflanzenöl
1 EL Paprika, edelsüß
¼ l Fleischbrühe
1 mittelgroßer Apfel
½ TL Kümmel
125 g saure Sahne

Zubereitung:

Fleisch in mundgerechte Würfel schneiden, die Zwiebeln grob würfeln. Pflanzenöl im Kochtopf erhitzen, Zwiebeln und Fleisch hellbraun anbraten und mit heißer Fleischbrühe ablöschen. Nun Paprika hineinstreuen und das Sauerkraut auf das Fleisch geben.
Den Apfel schälen und vierteln, entkernen und auf das Sauerkraut legen. Den Kümmel zugeben. Nun 45 bis 50 Minuten lang köcheln lassen. Danach das Goulasch gut abschmekken. Zum Verfeinern die saure Sahne einrühren, aber nicht mehr kochen lassen.

Schwäbische Krautspätzle

Zutaten:
500 g Spätzle, frisch gekocht
500 g Sauerkraut
1 große Zwiebel
1/8 l Fleischbrühe
etwas Salz
etwas Pfeffer

Zubereitung:

Die Zwiebel abziehen und in möglichst dünne Ringe schneiden, dann andünsten. Das locker gezupfte Sauerkraut dazugeben und mit der Fleischbrühe auffüllen, dann 20–30 Minuten köcheln lassen. Die Flüssigkeit sollte dann verdunstet sein. Inzwischen die Spätzle in Pflanzenfett goldbraun braten und leicht salzen. Vor dem Servieren wird das Kraut untergemischt.

Doch roh wirkt es am besten

Wer die volle Wirkung aller im Sauerkraut enthaltenen gesundheitsfördernden Stoffe und Substanzen nutzen will, sollte es, trotz aller leckeren Rezepte, roh und möglichst frisch verzehren. Zur allgemeinen Gesundheitsvorbeugung werden weltweit zwar unterschiedliche Angaben über die Tagesmengen an Sauerkraut gemacht, doch kann man davon ausgehen, daß sich bereits etwa 100 bis 150 g täglich recht günstig auf den allgemeinen Gesundheitszustand auswirken können. In Korea werden, wie bereits zu Beginn des Buches angesprochen, von den Gesundheitsbehörden rund 150 bis 200 g ›Kimchi‹ täglich empfohlen. Dies ist aber für die in Korea lebenden Menschen wesentlich einfacher einzuhalten als für uns Mitteleuropäer, da ›Kimchi‹ dort zu den Grundnahrungsmitteln zählt und bei kaum einer Speise als Beilage fehlt.

Bei unserem Speiseplan sieht es da schon etwas schwieriger aus, jeden Tag das Sauerkraut unterzubringen. Wer käme schon auf die Idee, etwa zu einem Linsen- oder Erbseneintopf Sauerkraut zu reichen? Auch wird das saure Kraut bei uns zu Fischgerichten nur selten gereicht, da es in der europäischen Küche wegen seiner verdauungsfördernden Eigenschaften eher als Beilage zu fetten Fleischspeisen gedacht ist. Das beste Beispiel dafür ist die allseits bekannte Schlachtplatte. Wer also wirklich gesund leben will, und das ist nach neuen Erkenntnissen nur mit einer obst- und gemüsereichen Ernährung möglich, müßte seinen kompletten Speiseplan umstellen.

Die beiden großen Krebsforschungs-Organisationen *American Institute for Cancer Research* (AICR) mit Sitz in den USA und *World Cancer Research Fund* (WCRF) mit Sitz in Großbritannien stellten auf ihrer gemeinsamen Welt-Konferenz am 8./9. Oktober 1997 in Washington/USA eine Liste von Ernährungsratschlägen zur Krebsvorbeugung vor. Diese Ratschläge wurden 1998 auch von der Deutschen Gesellschaft für Ernährung (DGE) übernommen. Unter dem von der AICR geprägten Begriff ›5-a-day‹ (5-am-Tag) empfiehlt also nun auch die DGE zur Krebsvorbeugung den Verzehr von Gemüse und Obst fünfmal am Tag. Während die ›Urempfehlung‹ aus den USA von 400 bis 800 g Obst und Gemüse täglich ausgeht, hat man diese Empfehlung in Deutschland differenziert: 375 g Gemüse in drei Tagesportionen, davon etwa die Hälfte roh, und 250–300 g Obst in zwei Portionen.

Grundlage dieser Empfehlung waren Langzeituntersuchungen mit amerikanischen und englischen Bürgern, deren Eßgewohnheiten sich gleich beim Frühstück völlig von denen der ›Kontinentaleuropäer‹ unterscheiden: In den angloamerikanischen Ländern ißt man seit mehr als einem Jahrhundert bereits zum Frühstück Rühreier, gebratenen Speck, gebackene Bohnen, warme Tomaten und Salat. Allein bei dem Gedanken an ein solch warmes und fettreiches Frühstück dreht sich den meisten Deutschen, Schweizern oder Österreichern bereits der Magen um. Sie bevorzugen Brötchen mit Marmelade oder Schinken, Toastbrot mit Käse, Frühstücksflocken, Müsli oder nur eine Tasse Kaffe am Morgen, dann geht es auf den Weg zur Arbeit. Zwischen 9 und 10 Uhr eventuell ein rascher Imbiß, die Arbeitspause ist meist nur kurz. Mittagessen dann in der betriebseigenen Kantine, Spaghetti Bolognaise steht möglicherweise auf dem Speiseplan, dazu werden drei leicht ›angewelkte‹ Salatblätter gereicht, oder es gibt einen Eintopf ohne Salat. Am Nachmittag noch zehn Minuten Zeit für einen raschen Kaffee oder Tee, und wenig später beginnt der Heimfahrt-Streß. Gegen 18 Uhr endlich zu Hause, sollen nun laut DGE noch 2 Portionen Gemüse und 2 Portionen Obst gegessen werden – und das an 5 Arbeitstagen in der Woche.

Das ist meines Erachtens praxisfern, und so werden die Wissenschaftler, höheren Angestellten und Verwaltungsbeamten in den Institutionen, bei Krankenkassen und den zahlreichen Stiftungen weiterhin gesundheitlich wertvolle, aber für den normal arbeitenden Menschen kaum durchführbare Ernährungstips herausgeben, nach denen sie sich aufgrund ihrer flexibleren Arbeitszeit durchaus richten können, doch ein Arbeiter am Fließband oder eine Schichtarbeiterin im Akkord kann von fünf Mahlzeiten am Tag leider nur träumen.

Säfte, Präparate und ihre Vorteile

Jener Personenkreis muß aber nicht auf die vorbeugenden und gesundheitsfördernden Wirkungen von Obst und Gemüse verzichten: Eine Lösung bieten Säfte und die aus ihnen auf natürliche Art gewonnenen Präparate. Diese erfreuliche Alternative bietet sich ebenfalls allen, die bestimmte Obst- oder Gemüsesorten wegen allergischer Probleme nicht essen können, jedoch auf deren Wirkstoffe nicht verzichten möchten.

Der Einsatz von Säften und Präparaten ist bei Reisen in ferne Länder besonders sinnvoll. Wer etwa in Mittelmeerländer oder in die Karibik reist, wird sich oft schwer tun, dort sein Sauerkraut zu bekommen. Ich habe selber einen guten Freund in Süditalien, der mehrere Jahre mit seiner Familie in Deutschland gelebt und Sauerkraut zu schätzen gelernt hat. Bei jedem Besuch in Italien muß ich ihm Sauerkraut mitbringen, da er es in seinem Heimatort nicht bekommt.

Wer schon einmal in einer wichtigen Besprechung oder einem Verkaufsmeeting saß und den immer größer werdenden Drang verspürte, sich seiner Darmwinde entledigen zu müssen, wird einen weiteren Grund für den Einsatz von Präparaten wissen. Wer diese Erfahrung noch nicht selbst erlebt hat, wird sich aber vorstellen können, wie unangenehm eine solche Situation sein kann. Sauerkraut treibt, es entwickelt im Darm verschiedene Gase, deren Zusammensetzung von der Art des verwendeten Kohls abhängig sind. Dieses Problem ist so alt wie der Verzehr des Krautes durch den Menschen. Deshalb werden inzwischen auch die unterschiedlichsten Kräuter und Gewürze eingesetzt, um diesen unerwünschten ›Nebeneffekt‹ zu unterdrücken. So bewirken z. B. Anis, Fenchel, Koriander und Kümmel eine bessere Durchblutung der Schleimhäute, woraus eine bessere Absonderung bestimmter blähungsfördernder Stoffe resultiert. Eine weitere Möglichkeit der Blähungsunterdrückung bietet das Lauchöl, das z. B. in Bärlauch, Knoblauch, Porree, Schnittlauch oder Zwiebeln enthalten ist. Auch Wacholderbeeren und Bohnenkraut wirken Blähungen entgegen.

Bei Präparaten, die aus natürlich vergorenem Sauerkraut gewonnen wurden, entstehen diese Gase nicht.

Was im Saft steckt

In einer Publikation über Sauerkraut las ich vor einiger Zeit, daß man nur selbstgepreßten Sauerkrautsaft trinken soll, da alle angebotenen Säfte zur Haltbarmachung wärmebehandelt sind und deshalb kaum noch wichtige Wirkstoffe enthalten. Das ist so nicht ganz richtig. Natürlich ist der frisch gepreßte Saft stets vorzuziehen, doch wer besitzt schon eine Saftzentrifuge und die nötige Zeit, sich jeden Tag mehrmals seinen frischgepreßten Saft zuzubereiten?

Beim heutigen Stand der Verarbeitungstechnik enthalten auch die industriell hochwertig hergestellten und naturrein belassenen Obst- und Gemüsesäfte ihre Vitamine, Mineralien und anderen Wirkstoffe. Daran sind vor allem die Hersteller selbst interessiert, denn diese gesundheitsfördernden Stoffe und Substanzen sind ein nicht von der Hand zu weisendes Werbeargument in einer Zeit, in der die Menschen immer gesundheitsbewußter leben.

Wichtig ist die Auswahl der Rohstoffe, die meist aus Bio-Anbau stammen. Im Gegensatz zu früheren Zeiten kann heutzutage ganzjährig auf ein breites Angebot in bester Qualität zurückgegriffen werden. Hierdurch fallen auch die früher oft qualitätsentscheidenden Lagerungsprobleme weg. Im Herstellerbetrieb angekommen, wird das Gemüse gereinigt, zerkleinert und anschließend ausgepreßt. Der so entstandene Rohsaft wird noch filtriert, dann werden ihm Milchsäurebakterien zugegeben (sogenanntes Lactofermentverfahren). So oder ähnlich entstehen natürliche Säfte.

Beim Einkauf sollten Sie sehr sorgfältig auf die Deklaration auf der Verpackung (Flaschenetikett) achten. Gemüsesäfte (auch Obstsäfte) dürfen nicht verdünnt und Zusatzstoffe müssen deklariert sein. Konservierungsstoffe sind nicht erlaubt. Ist ein Gemüsesaft verdünnt, wird er als ›Gemüsetrunk‹ bezeichnet. Ist der Saft durch Rückgewinnung aus einem Konzentrat hergestellt, muß dieses vermerkt sein. Die wichtigsten Kriterien, wie Gemüseart, Getränkeart, Zutaten, Füllmenge, Haltbarkeit und Hersteller, müssen vermerkt sein.

Sauerkrautsaft wird von zahlreichen Firmen produziert. Am Beispiel des Beutelsbacher Demeter-Sauerkrautsaftes, den es in Reformhäusern und Bioläden gibt, seien hier die gekennzeichneten Inhaltsstoffe aufgeführt:

Brennwert	50kJ/ 12 kcal	1 BE	800 ml
Eiweiß	1,0g	Ballaststoffe	0,2 g
Kohlenhydrate	1,5 g	Natrium	0,23 g
- davon fruchteigener Zucker	1 g	Vitamine	A, B_1, B_2, C, Niacin,
Fett	0 g	Mineralstoffe	Natrium, Kalium, Kalzium, Phosphor, Eisen
- davon gesättigte Fettsäuren	0 g		

Von dem Hersteller des Demeter-Sauerkrautsaftes, der Firma Beutelsbacher, erfuhr ich auch einiges über den zur Saftpressung verwendeten Kohl: Es werden nur Produkte aus kontrolliert biologischem Anbau verwendet, die nicht mit Kunstdünger oder anderen künstlichen Aufbaupräparaten behandelt sein dürfen. Der Saftproduzent überwacht dies ganz streng bei den kohlerzeugenden Betrieben. Neben der biologischen Reinheit als Grundvoraussetzung muß der Kohl natürlich auch all den anderen Qualitätskriterien des Saftherstellers genügen. So darf er z.B. nicht genetisch verändert sein, wie es in der heutigen Zeit leider mit vielen Nahrungsmitteln geschieht. Die äußeren Blätter sowie etwaige schadhafte Stellen (evtl. durch den Transport beschädigte) werden sorgfältig vor der Verarbeitung zum Saft entfernt. Man kann also davon ausgehen, daß man mit einem so sorgfältig hergestellten Sauerkrautsaft ein echtes Bio-Produkt erwirbt. Das weiß man bei der eigenen Saftproduktion nur dann, wenn man den Kohl selbst angebaut hat.

Der große praktische Vorteil von Sauerkrautsaft in Flaschenform: Er läßt sich leicht zur Arbeit und auch auf Reisen mitnehmen. Außerdem bietet Sauerkrautsaft die Möglichkeit, mehrmals täglich die Wirkstoffe des Sauerkrauts aufzunehmen, ohne den gewohnten oder möglicherweise aus Gesundheitsgründen verordneten Ernährungsfahrplan ändern zu müssen.

Wieso eigentlich Kapseln?

Diese Frage stellte ich mir natürlich, als ich erstmals von neu entwickelten Sauerkrautsaft-Kapseln der Firma Bergland-Pharma hörte. Als ich sie aber in Händen hielt und die auf dem Etikett ausgedruckten Daten las, wurde mir rasch klar, daß sich hier für viele Menschen eine Alternative bietet, die Sauerkraut eigentlich nicht besonders mögen, aber auf dessen gesundheitsfördernde und vorbeugende Wirkungen nicht verzichten möchten. Auch bei Reisen, im Urlaub und während der Arbeit bieten sich mit diesen Kapseln die derzeit besten Möglichkeiten, vom Sauerkraut zu profitieren, ohne es zu essen oder den Saft zu trinken.

Eine einzige dieser kleinen Kapseln enthält z. B. mit 20 mg ebenso viel Vitamin C wie 100 g Sauerkraut, außerdem Beta-Carotin sowie die so wichtige (rechtsdrehende) L(+)-Milchsäure, also die Wirkstoffe, die für eine gezielte Vorbeugung äußerst wichtig sind. Das in den Kapseln enthaltene Pulver wird aus reinem, milchsauer vergorenen Sauerkrautsaft durch Wasserentzug gewonnen.

Natürlich, das muß hier deutlich angeführt werden, kann die Kapsel das natürliche, frische Sauerkraut nicht vollständig ersetzen, doch für die meisten Menschen bietet sie mit Sicherheit eine echte Ergänzung zu Kraut und Saft in all den vorgenannten Fällen. Nimmt man sich das Grundprinzip einer gesunden Ernährung zu Herzen – den Abwechslungsreichtum –, so bietet die Kapsel in meinen Augen die beste Möglichkeit, die wichtigen Vitamine und Milchsäure täglich zu sich zu nehmen, ohne seinen eigenen Speisefahrplan umstellen zu müssen. Wie gesagt, die Sauerkrautsaft-Kapsel ist ein Ergänzungspräparat, kein Ersatz. Es gibt sie derzeit bereits in den Reformhäusern und Apotheken.

Sauerkraut-Fitneßkuren

Bereits die alten Römer wußten den Wert einer Sauerkraut-Kur zu schätzen, und Pfarrer *Kneipp* entwickelte die unterschiedlichsten Krautkur-Konzepte zur Heilung bestimmter Leiden. Doch Kuren sind nicht nur im Krankheitsfall nützliche Therapieformen, sie haben auch vorbeugende und den Allgemeinzustand verbessernde Wirkungen, die wir uns zunutze machen können.

- Sauerkraut stärkt das körpereigene Abwehrsystem durch Stützung der einzelnen Schutzfunktionen des Organismus (Haut, Lymphe, Schleimhäute), Bildung von Antikörpern und Abwehrung der Freien Radikale;
- beugt gegen Krebs und alle infektiösen Krankheiten vor;
- kurbelt den Stoffwechsel an, fördert die Entgiftung und Entschlackung des Körpers über Darm und Haut, beugt gegen Stoffwechselkrankheiten vor;
- fördert die Verdauung, hilft bei Durchfall und Verstopfung, trägt zur Darmsanierung bei;
- wirkt günstig auf Herz und Kreislauf, senkt Bluthochdruck und Cholesterinwerte, regt die Durchblutung an und stärkt die Gefäßwände;
- hat eine antibakterielle und antitoxische Wirkung und hilft bei Hautproblemen;
- unterstützt den Fettabbau und beugt vorzeitigen Alterserscheinungen vor;
- hilft bei zahlreichen anderen Befindlichkeitsstörungen und Beschwerden (siehe *Sauerkraut in der Volksmedizin*).

Frühjahrs- und Herbstkur

Während eine Frühjahrskur mit Sauerkraut, Saft und Saftpräparat auf eine umfassende Entschlackung des Körpers sowie auf eine Reduzierung vorhandenen Übergewichts hinarbeitet, liegt der Schwerpunkt der Herbstkur auf der Stärkung der körpereigenen Abwehrmechanismen mit dem Ziel der Gesunderhaltung. Selbstverständlich wirkt die Herbstkur nebenbei auch entschlackend, da die angeregten Maßnahmen den Organismus entsäuern, den Stoffwechsel stimulieren und eine optimale Ausleitung der Abbaustoffe über Nieren, Darm und Haut fördern.

Es reicht aber nicht, nun einfach über vier bis sechs Wochen hinweg Sauerkraut zu sich zu nehmen, um dies bereits als Kur zu bezeichnen. Zu einer Kur gehören auch eine Ernährungsumstellung und einige äußerliche Maßnahmen, die vor allem den Hautstoffwechsel anregen sollen. Eine Frühjahrskur sollte zwischen April und Juni durchgeführt werden, eine Herbstkur zwischen September und November. Wenn man mit Hilfe einer Kur bestimmte gesundheitliche Probleme therapieren will, muß eine solche spezielle Kur natürlich von einem Fachmann ausgearbeitet werden.

Eine eigene allgemeine Fitneßkur kann man aber leicht selber durchführen. Stellen Sie Ihre Ernährung für die Zeit der Kur (4 bis 6 Wochen, je nach Belieben) ein wenig um. Wir verzichten an dieser Stelle auf spezielle Kur-Kochrezepte, doch sollten Sie in dieser Zeit nur wenig Fleisch zu sich nehmen und auf Kaffee, so gut es geht, verzichten. Auch Alkohol ist nicht gerade das beste ›Kurgetränk‹, außer vielleicht ein Glas Wein nach dem Mittagessen. Ihr Speiseplan sollte nachfolgende Kriterien erfüllen:

- *abwechslungsreich*: Zur Abwechslung tragen ständig neue, auffallende, pfiffige Gerichte bei, die Freude am Essen und Kosten wecken. Beim Obst und Gemüse sollten Sie bis auf sehr wenige Ausnahmen Obst bzw. Gemüse der Saison verwenden.

- *frisch*: Das Merkmal ›Frische‹ ergibt sich aus dem ersten Punkt. Wir haben denaturierter Nahrung, das heißt industriell verarbeiteten, raffinierten Nahrungsmitteln, eine Absage erteilt. Konserven kommen in unseren Rezeptvorschlägen so gut wie nicht vor, ebensowenig Auszugsmehlprodukte, die keine Zellulose, den wichtigen Ballaststoff für den Darm, mehr enthalten.

- *hoher Rohkostanteil:* Der Anteil der Salatgerichte sollte relativ hoch sein. Zu den Grundbestandteilen der Salatsaucen können Sie Distel- bzw. Olivenlöl, fettarme Milch, Magerjoghurt, Apfelessig, Kräuter, aber keine fetten Zusätze verwenden.

Sauerkraut sollten Sie während der Kurdauer einmal am Tag, am besten mittags, im frischen Rohzustand zu sich nehmen (etwa 100 g). Morgens ein Glas Sauerkrautsaft oder zwei Kapseln und abends ein Glas Sauerkrautsaft oder zwei Kapseln vor dem Essen vervollständigen die tägliche Sauerkrautanwendung.

Zur Hautbehandlung empfehlen sich die altbewährten Hausmittel. Hierbei bietet Apfelessig eine ideale Ergänzung zum Sauerkraut. Sie sollten während der Kurdauer jeden zweiten Tag eine der drei nachfolgend aufgeführten Anwendungen einmal durchführen. Die Reihenfolge ist dabei beliebig und bleibt Ihren eigenen Wünschen überlassen:

- *Abklatschungen*: ein Waschlappen oder ein kleines Handtuch wird in Apfelessigwasser (Mischverhältnis 1 zu 1) getränkt und von den Extremitäten bis zum Herzen gegen die einzelnen Körperteile kräftig geklatscht, bis sich die Haut gleichmäßig rosa färbt. Für die so wichtige Rückenpartie ist eine zweite Person allerdings erforderlich. Jeder kann die Anwendungshäufigkeit selber bestimmen, eine Abklatsch-Behandlung jeden zweiten Tag, mit Ganzkörperwaschungen abwechselnd, ist aber zu empfehlen, vor allem, wenn man unter Verspannungen, Verkrampfungen und Durchblutungsstörungen leidet. Die Muskeln werden gelockert, die Haut belebt, der Kreislauf gekräftigt. Auch im Anschluß an ein Saunabad sind Abklatschungen sinnvoll.
- *Abreibungen*: Ein Körperteil oder der ganze Körper wird in ein mit Essigwasser (Mischverhältnis 1 : 1) getränktes Tuch eingehüllt und sofort von einer Hilfsperson mit beiden Hän-

den kräftig abgerieben. Es ist wichtig, daß das Tuch fest auf der Haut bleibt. Bei einer Ganzkörperabreibung, die nicht länger als 8 bis 10 Minuten dauern sollte, wird von den Extremitäten bis zum Rumpf hin abgerieben. Anschließend reibt man mit einem trockenen Tuch nach und läßt die behandelte Person im Bett wohl eingepackt etwa eine Stunde lang nachschwitzen. Ganzkörperabreibungen wirken äußerst intensiv auf Kreislauf, Hautstoffwechsel und Atmung und tragen zur allgemeinen Abhärtung bei. Sie sind allerdings zeitaufendiger als Abklatschungen und Waschungen und sollten deshalb in aller Ruhe, zum Beispiel am Wochenende, durchgeführt werden.

- *Ganzkörperwaschungen*: Mit einem Naturschwamm oder einem Waschlappen werden die einzelnen Körperteile mit Apfelessigwasser im Mischverhältnis 1 : 1 in großen Kreisen oder breiten Strichen immer herzwärts abgewaschen. Es ist darauf zu achten, daß der Waschlappen bzw. der Schwamm nicht abtropft. Ganzkörperwaschungen, die nicht länger als eine Viertelstunde dauern sollten, können während der zweiwöchigen Kurzeit durchaus jeden zweiten Morgen, am besten gleich nach dem Aufstehen oder nach dem Frühstück, durchgeführt werden. Ähnlich wie Abklatschungen wirken sie durchblutungsfördernd, doch stärken sie vor allem den Hautsäuremantel und regen die Ausscheidung der Toxine (d. h. der Schlacken- und Giftstoffe) durch die Haut an. Um eine optimale Wirkung zu erzielen, sollte der Rücken auch hier von einer Hilfsperson behandelt werden.

Sauerkraut und Diät

Neben den allgemeinen Fitneß- und Aufbaukuren für Frühjahr und Herbst ist das Sauerkraut aber auch seit Jahrhunderten wegen seiner schlankmachenden Wirkungen bekannt und beliebt. Schlägt man heute einmal die in überreichlichem Angebot vorhandenen Frauenzeitschriften auf, findet man fast jede Woche eine neue Sauerkrautdiät. Die meisten dieser Diäten sind aber völlig einseitig und können in die Rubrik

›Mangeldiät‹ eingereiht werden. Solche Schlankheitskuren zeigen meist rasch einen Erfolg in Form von Gewichtsverlust, doch wenn man die Diät beendet hat, kehren die verlorenen Pfunde meist ebenso rasch wieder zurück, wie sie verschwunden waren.

Zu einer echten und anhaltenden Schlankheitskur, die auch auf Dauer erfolgreich sein soll, gehört bei den meisten Menschen eine komplette Umstellung sowohl ihres Eßverhaltens als auch der Zusammensetzung der von ihnen verwendeten Nahrungsmittel. Vor allem das falsche Eßverhalten trägt häufig zum Übergewicht bei. Wenn Sie wirklich abnehmen wollen, sollten Sie die nachfolgenden Regeln beachten:

- Gewöhnen Sie sich möglichst an regelmäßige Essenszeiten, und es wird sich kein unangemeldetes Hungergefühl einstellen!
- Die Hauptmahlzeit nie am späten Abend zu sich nehmen!
- Verteilen Sie Ihr Essen auf vier oder fünf Mahlzeiten pro Tag!
- Stets jede Nahrung gut durchkauen und erst dann schlukken!
- Mit Gleichgesinnten abnehmen kann zum wahren Vergnügen werden!
- Versuchen Sie Ärger und Streßsituationen so gut wie möglich zu vermeiden oder abzubauen!
- Wenn Sie abnehmen wollen, gehört stets die tägliche Bewegung dazu!
- Achten Sie genau auf die Kalorienmengen, und stellen Sie die Speisenfolgen danach zusammen!
- Möglichst nicht mehr als 60 Gramm Fett pro Tag verzehren!
- Die richtige Lebensmittelzusammenstellung kann schlank oder dick machen!
- Finger weg von Currywurst, Hamburgern, Cheeseburgern, Fritten etc!
- Lieber tiefgefrorene als künstlich haltbar gemachte Lebensmittel verwenden!

- Möglichst wenig tierische Eiweiße macht schlank, und man behält auch die Figur!
- Täglich Obst und Gemüse sind die besten Gesundheitsträger für den Körper!
- Wann immer möglich, frische und unraffinierte Lebensmittel verwenden!

Die häufigsten Fehler werden allerdings bei der Auswahl und Zusammenstellung der Nahrungsmittel gemacht. Aufgrund wissenschaftlicher Langzeituntersuchungen weiß man heute ganz genau, daß nicht nur Übergewicht, sondern auch zahlreiche Zivilisationskrankheiten, so z.B. Darmprobleme und Verstopfung, unmittelbare Folgen einer zu geringen Ballaststoffzufuhr sind. Der Begriff ›Ballaststoff‹ hört sich recht negativ an, denn er stammt noch aus einer Zeit, als die Schulmedizin diese Stoffe als für die Ernährung unnützen ›Ballast‹ betrachtet hat, der ja sowieso wieder ungenutzt ausgeschieden wird. Wie wichtig aber gerade dieser ›Ballast‹ für die gesamte Darmtätigkeit ist, entdeckte man erst zu Beginn der achtziger Jahre wieder.

Sauerkraut kann hier recht gut Abhilfe schaffen, denn es gehört zu den ballaststoffreichen Lebensmitteln und regt dank der Laktobakterien den Darm an. Es wirkt verdauungsfördernd und verstopfungshemmend und ist somit ein ideales Nahrungsmittel zur Unterstützung jeder Schlankheitskur.

Zahlreiche Menschen haben das Problem mit dem ›kleinen Hunger am Abend‹. Von diesem Problem lebt ein Großteil der Industrie, die mit der Herstellung von kleinen Snacks, Salzstangen, Popcorn und Chips beschäftigt ist. In den meisten mitteleuropäischen Haushalten haben sich die Abende der Wochentage zu reinen Fernsehabenden entwickelt. Ausgegangen wird meist nur noch am Wochenende oder gar nicht mehr. Nur vor dem Fernseher zu sitzen kann aber auf die Dauer ganz schön langweilig sein, und so ist der Griff zu den Chips oder Nüssen bereits zur Gewohnheit geworden. Dies sind aber genau die Dickmacher, die für einen Großteil des Übergewichts in den Industrieländern verantwortlich sind. Versuchen Sie es doch einmal, wie inzwischen auch einige meiner Bekannten, statt der Nüsse, Chips und Süßigkeiten am Abend etwas rohes Sauerkraut beim Fernsehen zu sich zu nehmen. Man kann sich rasch an den Geschmack gewöhnen, zumal inzwischen die verschiedensten Geschmacksvarianten angeboten werden. Warum nicht mal Champagnerkraut statt Salzstangen? Sie werden sich wundern, wie rasch sich einige Ihrer überflüssigen Pfunde verabschieden werden.

Auch der Sauerkrautsaft wirkt diätunterstützend, da er, ebenso wie das rohe Kraut, die Darmtätigkeit positiv beeinflußt und ebenfalls die wichtige rechtsdrehende Milchsäure enthält.

Abschließend muß aber noch einmal festgestellt werden, daß letztendlich nur eine vollständige Umstellung der Ernährung sowie der Lebensweise auf Dauer einen langfristigen Erfolg im Kampf gegen das Übergewicht bringen kann.

Ein kleines Fazit

Sauerkraut ist, wie wir inzwischen aufgrund der zahlreichen wissenschaftlichen Untersuchungen wissen, ein gesundes Nahrungsmittel mit vorbeugenden und heilenden Wirkungen, das in der Naturmedizin bereits seit Jahrhunderten erfolgreich eingesetzt wird. Es ist ein richtiges ›Powerkraut‹. Die wichtigsten Wirkstoffe sind Vitamine, Mineralstoffe, Ballaststoffe, sekundäre Pflanzenstoffe und die (rechtsdrehende) L(+)-Milchsäure. Saure Kohlprodukte sollten deshalb unbedingt zu unserem Ernährungsplan gehören.

Wer Sauerkraut nicht besonders mag oder es auf Reisen, im Urlaub und bei der Arbeit nicht zu sich nehmen kann, muß heute nicht mehr auf die Wirkstoffe des Sauerkrauts verzichten. Hier schaffen Sauerkrautsaft und -Kapseln alternative Möglichkeiten. Saft und Kapseln gibt es in Apotheken und Reformhäusern.